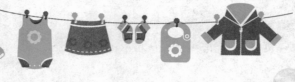

给予准妈妈充分、全面、合理、科学地孕育建议

胎教
每日一页

欧阳晓霞◎编著

中国中医药出版社
·北京·

图书在版编目（CIP）数据

胎教每日一页/欧阳晓霞编著. —北京：中国中医
药出版社，2014.5
ISBN 978－7－5132－1668－5

Ⅰ.①胎… Ⅱ.①欧… Ⅲ.①胎教－基本知识
Ⅳ.①G61

中国版本图书馆 CIP 数据核字（2013）第 246473 号

中国中医药出版社出版
北京市朝阳区北三环东路 28 号易亨大厦 16 层
邮政编码　100013
传真　010 64405750
北京树仁印刷装订有限公司印刷
各地新华书店经销

*

开本 710mm×1000mm　1/16　印张 19.5　字数 250 千字
2014 年 5 月第 1 版　2014 年 5 月第 1 次印刷
书　号　ISBN 978－7－5132－1668－5

*

定价 28.80 元
网址　www.cptcm.com
如有印装质量问题请与本社出版部调换
版权专有　侵权必究
社长热线　010 64405720
购书热线　010 64065415　010 64065413
书店网址　csln.net/qksd/
官方微博　http://e.weibo.com/cptcm

前　　言

　　父母希望给孩子创造良好的生活环境，这种心情，从决定要孩子就有了。准爸爸准妈妈在要孩子之前就开始讨论如何胎教，但到底什么是胎教？胎教的目的是什么呢？准确地说，胎教有广义和狭义两种含义。广义的胎教是指为了促进胎儿生理上和心理上的健康发育成长，同时确保孕产妇能够顺利地渡过孕产期所采取的精神、饮食、环境、劳逸等各方面的保健措施。狭义胎教是根据胎儿各感觉器官发育成长的实际情况，有针对性地，积极主动地给予适当合理的信息刺激，使胎儿建立起条件反射，进而促进其大脑机能、躯体运动机能、感觉机能及神经系统机能的成熟。

　　讲得科普一点：胎教就是为了优生，使胎宝宝在一个优良的环境下成长，完成漂亮的"基因表达"。人类的大脑在发育之初，即胎儿期就能感受强烈的感情，能对各种各样的知识形成印象，这些感受和印象能持续影响孩子的一生。孕妈妈的健康、营养、文化修养、情绪状况等都是胎宝宝健康发育的条件，也就是说，孕妈妈快乐，胎宝宝就快乐；孕妈妈对新生活充满期待，胎宝宝也会如此。

　　在这280天，我们将提供一些必要的知识给孕妈妈准爸爸，内容以孕妈妈的保健措施和有针对性的胎教素材为主，结合孕妈妈的生活习惯和胎宝宝的发育状况，每天提供一个知识点，指导孕妈妈规范生活作息，采取正确的保健措施；或指导准爸爸日常护理方法；或教授孕妈妈准爸爸和胎宝宝进行互动，为胎宝宝和孕妈妈营造一种幸福、温馨的氛围，以帮助胎宝宝健康成长。

　　胎教对宝宝来说究竟有多重要？究竟包括哪些方面？胎教又该如何进行？准爸爸和准妈妈应以怎样的态度和眼光对待胎教，又分别在胎教中扮演了怎样的角色？《胎教每日一页》为新手爸妈一一讲解了环境、饮食、情绪、语言、游戏等胎教方式，并给出了具体的胎教指导，帮助准爸爸准妈妈正确理解和实行胎教，孕育一个聪明可爱的小宝宝。

编者

2014 年 2 月

目　　录

TAIJIAO MEI RI YI YE

TAIJIAO MEI RI YI YE

胎教每日一页

TAIJIAO MEI RI YI YE

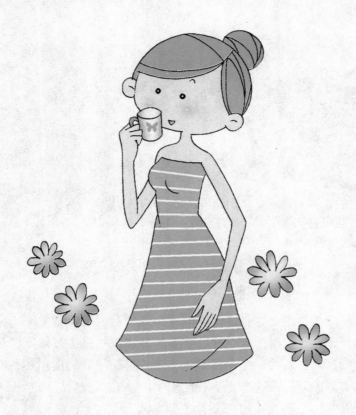

第1个月
感受体内生命的种子

胎教第 **1** 天

认识了解胎教

 胎教是母子共同进步的过程

真正的胎教是指女性在怀孕期间不停地学习、理解有关胎宝宝生理、心理发育知识，以及使自己顺利度过孕期的方法，并将这些知识和方法运用到实践中去的过程。从另一个角度来讲，胎教是指孕妈妈运用各种方法，加强和胎宝宝互动的过程，这个过程不但对胎宝宝有益，对怀孕的女性也有好处。

 胎教可增进母子健康

在胎教过程中，孕妈妈会掌握很多关于胎宝宝和怀孕的知识，并在科学知识的指导下，正确进补，让自己的身体更健康。

孕妇还能在胎教帮助下，完成一个从普通女性转变为妈妈的蜕变。最重要的是，当孕妈妈身心都处于良性状态时，子宫中的胎宝宝也会因受到良性刺激而健康成长。

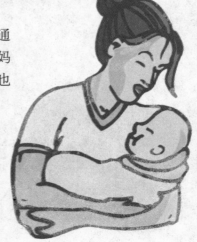

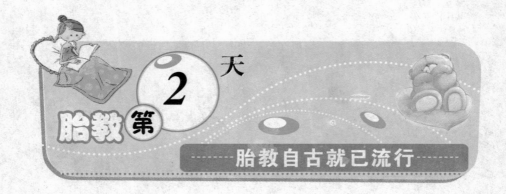

胎教第 **2** 天

胎教自古就已流行

 古人对胎教的认识

在我国，有关胎教的理论流传了两千多年，可以说我国是对胎教认识和实践较早的国家。西汉时期的司马迁记载了关于胎教的事例："太妊之性，端一诚庄，惟德能行。及其有娠，目不视恶色，耳不听淫声，口不出傲言。生文王而明圣，太任教之，以一识百。卒为周宗，君子谓，太妊为能胎教。"

古人对胎教的理解，主要着眼于胎宝宝与母体的关系。他们强调，在妊娠期间，孕妈妈要为胎宝宝创造一个良好的生长发育环境，要在精神、饮食、起居等方面采用有效的措施，以保证胎宝宝在母体内健康地成长。古代胎教的主要内容包括调情志、忌房事、节饮食、适劳逸等几个方面。

 古代名人的胎教智慧

☞孙思邈

唐代名医孙思邈在《千金要方·养胎》中提出，要想生出聪明健康的宝宝，就要"调心神，和惰性，节嗜欲"，也就是说，孕妈妈要调理好自己的心情，改掉懒惰的习惯，节制各种欲望。

☞张景岳

明代名医张景岳在《景岳全书》中谈到出现胎气不安现象的原因，"盖胎气不安，必有所因，有虚有实，或寒或热，皆能为胎之病。"也就是说，胎宝宝在母体内出现不安、躁动等现象，一般情况下都与孕妈妈的饮食、起居不当密切相关。因为孕妈妈营养不当，身体过虚或过实，都可能把不适传染给胎宝宝。所以张景岳强调，孕妈妈一定要十分小心自己的饮食起居，要将饮食营养当作一种胎教贯穿于整个孕期。

 中国学派

中国学派是由妇产科医生和幼教专家组成的研究小组，其中妇产科专家提供理论指导，幼教专家进行实践推广。中国学派的有关专家在实验推广过程中，采取了各种工具和方式方法，如让孕妈妈进行日光浴、听音乐等，结果他们发现，这些方式可以良性刺激胎宝宝，引起胎宝宝感官神经的感应和发育。

 欧美学派

欧美学派由精神科医生组成了研究小组，他们比较重视心理方面的研究。研究的内容包括：孕妈妈心理变化与胎宝宝发育的关系，让孕妈妈放松平静的方法，胎宝宝在母体内各阶段的发展程度与生理反应等。最值得一提的是，欧美学派主张以超心理学理论作为指导，研究胎宝宝在母体内是否能记住外界的变化，以及变化是否能激起胎宝宝的心理反应。

 日本学派

日本学派是由妇产科医生和学前婴幼儿教育专家组成的研究小组，他们主张，孕妈妈在孕程中要注意自我调节心理和生理，给胎宝宝营造最为有利的成长环境。为此相关专家做了一个实验。

在实验中他们发现，与爸爸和护士相比，新生儿则喜欢爸爸，更喜欢在怀孕期间一直保持乐观开朗并细心呵护自己的妈妈。由此可见，保持开朗的心情对于胎教来说是多么重要。

胎教第 **4** 天

胎宝宝并非一个无知的小生命

TAIJIAO MEI RI YI YE

研究发现，胎宝宝在母腹中并非一个无知的小生命，多种感觉及记忆能力都在逐渐发育。从怀孕第 4 个月开始，胎宝宝就对光线十分敏感，孕妈妈身处阳光明媚的户外环境中，胎宝宝也能受到影响。另外，胎宝宝的听觉在孕 4 月的时候，也已经开始发育，外界的一些声音，都可以收入于他的耳内。

调查研究还发现，胎宝宝的感觉系统发育比较早，当胎动出现时，隔着母体抚摩胎宝宝的身体，胎宝宝就会做出反应。

令人吃惊的是，胎宝宝不仅具备以上几种能力，他的记忆能力也是非常强的。实验证实，胎儿时期就让他反复听相同的音乐，胎宝宝出生后，会对此音乐有特殊的偏好。

以上研究充分说明，为胎宝宝做胎教是有一定科学依据的，并非对牛弹琴。家长要清楚地了解这一点。

胎教第 **5** 天

母子间存在心电感应

当胎宝宝的五官发育较完整的时候，就能对外界的声音刺激等产生反应。胎宝宝能感知母体，这是被科学家和无数孕妈妈印证过的事实，也是胎教理论依据的基础。

现代胎教的理论依据是胎宝宝和孕妈妈之间特有的心电感应。国内外妇产科专家在临床检查中发现，胎宝宝在孕妈妈的腹中时，状态和人们想象的完全不同，他在孕 4 月左右就能感知外面的世界了。

孕妈妈血液里的激素、其他化学成分、心电波的变化，都能刺激胎宝宝，影响胎宝宝的生理活动和心理活动。孕妈妈身体内部的这些变化能够形成一种无形的心电感应，让对外界一无所知的胎宝宝直接地、真切地感受孕妈妈的一切感情和情绪。

胎宝宝并不懂什么词汇，却能凭借着母子之间的心电感应正确地读取孕妈妈的各种情绪，即使孕妈妈想要掩饰不愉快或愤怒等不良情绪，胎宝宝也能感知妈妈内心深处真正的想法，并用各种胎动予以表达。而这种心电感应在宝宝出生后的 2～3 年内依然很明显。

心电感应不只限于母子之间，胎宝宝与准爸爸之间也有心电感应，只是没有孕妈妈那么强烈。所以，准爸爸在孕程中参与到胎教中来，经常和胎宝宝说说话，加强与胎宝宝之间的心电感应，有利于胎宝宝的成长。

胎教第 6 天

受过胎教的新生儿所具备的特征

如果孕妈妈和准爸爸坚持在孕期进行胎教，会对未来宝宝大有裨益。下面列举了一些受过胎教的新生儿与没有受过胎教的新生儿的不同之处。

性情稳定

受过情绪胎教的新生儿很少无故哭闹，情绪比未受过胎教的新生儿稳定、易安抚，能够较好地适应外界环境，容易形成与大人一样有规律的生活，比较好养。

学话能力强

受过语言胎教的新生儿学说话的能力比没有受过胎教的强，开始说话的时间较早，学习说话的能力较强。受过语言胎教的新生儿，6个月左右就可以用声音表达自己的意思，提醒妈妈喂奶或者帮助他大小便，让家长照顾起来更得心应手。

运动能力强

受过运动胎教的新生儿运动神经发育较早，手的抓握能力及四肢运动的协调能力强，能够较早地抓住玩具进行玩耍。

乐感好

受过音乐胎教的新生儿对音乐敏感，学习音乐和唱歌的能力强。另外，这样的宝宝出生后听到乐声就容易安静下来，可以减少宝宝哭闹的时间。

容易接受新的知识

受过胎教的新生儿感觉很灵敏，能够敏锐地察觉到环境的变化，且接受能力强，不会因为到了陌生的环境就哭闹不已。

另外，受过胎教的宝宝记忆能力较同龄宝宝强，记东西也快。

胎教第**7**天

胎教该注意些什么

不要过度刺激胎宝宝

到目前为止，我国关于胎教失败的例子还极少见到。但有些情况也引起了有关专家的重视。如有的妈妈在心理咨询中反映，经过音乐胎教后，自己的宝宝虽然聪明活泼，但精力过盛，总是不爱睡觉。问及具体胎教方法，得知孕妈妈孕期工作较忙，又不愿放弃胎教的机会，所以每日抽空就将胎教器置于腹部。有时妈妈因疲劳很快入睡了，胎教器仍不断刺激着胎宝宝，这有可能干扰胎宝宝的生物钟。所以，胎教也应该适度进行。

忌过度迷信胎教的作用

有些准爸爸、孕妈妈迷信胎教的作用，认为只要每天都进行胎教，宝宝出生后就会成为小神童、小天才。其实，尽管现代科学为胎教的实施提供了医学基础，也有诸多胎教成功的例子，但绝不能把胎教神化，更不能迷信胎教。

要知道，胎教只是为了激发胎宝宝的潜能，有效地改善胎宝宝素质的一种方法，这才是科学的胎教观。

选择适合自己的胎教方式

现在市场上出现的很多"科学"的胎教"方案"，其实"方案"只是打着专家的旗号，内容却是不科学的，甚至是错误的。

因此，建议准爸爸和孕妈妈在准备要宝宝之前应从正规的专业单位及渠道学习一些有关儿童发展方面的知识，包括孕期心理、儿童心理与教育学及胎教、早教的有关常识。这能使准备要宝宝的准爸爸、孕妈妈做到心中有数，保持冷静的头脑，识别和选择适合自己的方法。

胎教第 **8** 天

胎教的常见方法

环境胎教

环境胎教是指为了胎儿成长的健康发育需求而对胎儿机体的内外环境进行优化，包括母体的身体健康、心理健康和所处环境。

营养胎教

营养胎教指根据孕早、中、晚期胎宝宝的发育特点，合理摄取食品中的各种营养素，以食补、食疗的方式确保胎宝宝能从母体内摄取足够的营养成分的胎教方式。

情绪胎教

情绪胎教指孕妈妈通过良性手段，排除一些对胎宝宝不好的负面情绪，创造清新的氛围及平和的心态，使胎宝宝在良性氛围中健康成长的胎教方式。

音乐胎教

音乐胎教指通过音乐声波，促进胎宝宝大脑神经元的轴突、树突及突触的发育，为优化后天的智力及发展音乐天赋奠定基础的胎教方式。

语言胎教

语言胎教指孕妈妈或准爸爸通过有计划地说话或聊天等良性刺激，增进与胎宝宝的感情，促进其语言、智力发育，使其出生后在语言及智力方面均更加优秀的胎教方式。

运动胎教

运动胎教指孕妈妈通过适当的体育锻炼来达到促进母子身体健康，有利于分娩的一种胎教方式。

胎教第 **9** 天

胎教，你准备好了吗

TAIJIAO MEI RI YI YE

 行为胎教

　　是指以自己的良好行为、心态影响胎儿进行胎教的方式，怀孕到了第8天，受精卵已经形成，通过检查已经可以确定怀孕的事实。但孕妈妈要注意，自我测出怀孕事实后，仍要到医院做一次彻底检查，以排除非正常妊娠的可能。

　　既然要到医院确定怀孕的事实，就要做好充分的准备，如带着现金、手机、干净的内裤、笔、笔记本、健康卡、基础体温表等，这样才能游刃有余地应付产检的需要。

 营养胎教

☞补充叶酸是必要的

经过多年的研究和实践，有关专家指出，孕早期3个月是胎宝宝细胞分化的关键时期，而叶酸是胎宝宝脑神经发育必需的营养成分，一旦摄取不足就可能影响胎宝宝的生长发育。

☞孕前有计划地补充叶酸

孕妈妈最好在有妊娠计划时，即孕前就开始补充叶酸。如果你在孕前没有注意叶酸的重要性，那么在确认怀孕后，就要把它当成一件大事，合理进行补充，以免造成永久的遗憾。

平时可适量多吃些叶酸含量丰富的食物，如绿色蔬菜、核桃、腰果、栗子等。

胎教第 **10** 天

营造安全的内外环境

 营养胎教

在孕早期，尽量少吃油炸食品，尤其是油条，因油条在制作时，需要加入一定量的明矾，明矾是一种含铝的无机物。炸油条时，每 500 克面粉就要用 15 克明矾。如果孕妈妈每天吃两根油条，就等于吃了 3 克明矾。这样天天积累起来，其摄入量就相当惊人了。这些明矾中的铝可通过胎盘，侵入胎儿的大脑，形成大脑障碍，增加患痴呆儿的概率。在怀孕的前几个月，是胎儿大脑形成的重要时期，所以，孕早期孕妈妈千万要少吃油条。

 环境胎教

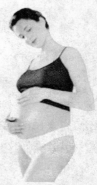

在确认怀孕后，孕妈妈最好重新布置室内格局，重新摆放居室内的物品，以防日后被物品绊倒。

在规整室内用品时，注意不要太过用力，卖力气的活最好交给准爸爸，请他将可能绊倒你的沉重物品重新归置，留出最大的空间。

另外，还要把经常使用的物品放在站立时方便取放的地方，如调整一下厨房用品的位置，把晾衣架或晾衣绳适当调低。在卫生间及其他易滑倒的地方加放防滑垫，在马桶附近安装扶手等。

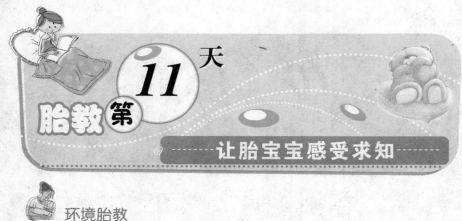

胎教第 **11** 天

让胎宝宝感受求知

 环境胎教

阳光对孕妈妈和胎宝宝来说都很重要，在整理好居室的物品后，孕妈妈就要考虑光照问题了。因为如果房子过于阴暗，孕妈妈及胎宝宝就无法得到充足的阳光照射，会影响体内钙的吸收，最终影响胎宝宝骨骼的发育。另外，没有阳光照射的居室，室内一般比较潮湿，而本阶段的孕妈妈又多在室内休息，体质较孕前又有所下降，难免出现关节炎等骨科疾病。如果居室的环境无法改善，要尽量安排外出，多晒太阳。

行为胎教

孕妈妈要放弃那种每天只是休息而不做些力所能及的事情，也不思考问题的生活方式。打开心灵的窗口，用探索的眼光看世界，这样才能保持旺盛的求知欲。因为在求知欲的推动下，可以获取很多有关孕产育儿的知识，这对初为人母的孕妈妈很有指导意义，也能帮助孕妈妈更好地实施胎教。

另外，胎宝宝与孕妈妈是心有灵犀的，在母体内也可以感到孕妈妈的好奇心和求知欲，而这种好奇心和求知欲可以不断地刺激胎宝宝的大脑发育，促进其脑神经细胞的不断分化，为出生后智力的发育打下良好的基础。所以，为了整个孕程的健康、顺利以及胎教的有效实施，孕妈妈要保持旺盛的求知欲，多看多听多想。

胎教第 **12** 天

规范行为，安全孕育

行为胎教

☞避免戴隐形眼镜

怀孕后，女性的角膜含水量比孕前高。孕妈妈若戴隐形眼镜，很容易导致角膜水肿，引发角膜发炎等眼部疾病。

☞避免拔牙

有专家指出，80%的女性怀孕后易出现牙疼、牙龈出血等牙科并发症。虽然如此，孕妈妈在孕1～3月和孕8～10月这两个阶段不能拔牙，否则容易诱发流产或者早产。

☞避开热闹的聚会

为了孕育优秀宝宝，建议孕妈妈不参加聚会，因为聚会上往往烟雾缭绕，空气不新鲜，在这种环境中孕妈妈比较容易感染呼吸道疾病。而此时的胎宝宝正处在器官的分化时期，一旦受到不良刺激就可能造成不可弥补的影响。如果孕妈妈必须出席一些应酬场合，也要不喝酒，不吃大鱼大肉及有刺激性的食物，尽量减短应酬时间，以免对胎宝宝造成负面影响。

环境胎教

怀孕初期，胚胎正以人们无法想象的速度分化着，每一天都可能出现新的变化，对外界环境相当敏感，特别是刚装修好的房间，充满了装修材料的气味，而装修材料中可能含有一些有害物质，如甲醛等，对正在迅速生长的胎宝宝来说非常有害。因此，装修房子要使用环保材料。

另外，装修时出现的噪声，会让孕妈妈感到烦躁不安，对胎宝宝形成不良刺激，从而影响胎宝宝的智力发育。如果必须装修住宅，建议孕妈妈更换住所，确保新装修的房子空气质量合格后再入住。

胎教第 **13** 天

远离不利于胎宝宝发育的因素

 环境胎教

噪声与装修材料一样，都威胁着胎宝宝的健康。妊娠期，理想的声音环境是 10～30 分贝。一旦超出这个范围，可能会给孕妈妈和胎宝宝造成非常不利的影响。不良影响如下：

⊙孕妈妈的妊娠反应会加重，情况严重时会导致胃溃疡；胎宝宝可能早产，或出现出生后体重过低等情况。

⊙孕妈妈会变得烦躁不安、焦躁、紧张、易怒，种种不安的情绪会增加母体内有害化学成分及肾上腺素的分泌，从而影响胎宝宝上颌骨的融合，甚至出现腭裂。

⊙孕妈妈长期处在噪声中，会出现耳鸣、失眠、头痛、脑涨及全身乏力等症状。另外，胎宝宝受到噪声影响，会变得非常不稳定，容易流产。久受噪声影响，会阻碍胎宝宝的听觉发育，影响脑神经发育。

 情绪胎教

良好的情绪是其他胎教顺利进行的基础，也是孕妈妈在本阶段必须掌握的胎教方式之一。科学研究发现，孕妈妈只有保持良好的心理状态，才有利于胎宝宝的健康成长，所以，孕妈妈尽可能让自己处在最佳状态中。而所谓的最佳状态，就是指拥有健康的生活方式和良好的情绪。如孕妈妈可以常和准爸爸回忆一些甜蜜往事，或者展望一下小宝宝出生后的生活，让胎宝宝在爱的氛围中长大。在准爸爸的配合下，孕妈妈保持了愉快的情绪，胎宝宝则接受了爱的教育。

胎教第 **14** 天

孕早期，营养要跟上

营养胎教

☞补充营养的原则

量的充足与质的平衡

在孕14天，胎宝宝还不能直接从外界摄取营养，只能借助母体吸收成长发育所需的各种营养成分，加之此时的胎宝宝各个器官正在形成，对营养的均衡与充足要求很高，一旦孕妈妈的营养摄入不均衡或达不到胎宝宝所需，就可能出现胎宝宝生长缓慢，甚至发生畸形。所以孕妈妈要摄入充足的营养，并保证营养之间的均衡。

重振孕妈妈的食欲

有些比较敏感的孕妈妈，此时会有一些类似感冒的轻微症状，整个身体会出现诸多不适，这种情况势必会影响食欲，很容易出现营养不良。

所以专家建议，孕妈妈即便身体不适，也要适当多吃一些可口的、有开胃作用、营养丰富且易于消化吸收的食物，这对重振食欲、补充营养及确保胎宝宝的营养需要非常有帮助。

☞三餐配比要合理

孕早期胎宝宝还小，孕妈妈所需的能量和营养没有太大变化。一般说来，身体健康、营养均衡的女性无须额外补充能量和营养物质。

三餐的能量分配

专家指出，孕妈妈三餐的能量分配为早餐25%～35%，中餐40%，晚餐30%～35%。孕妈妈从中分出一部分能量作加餐，控制在20%～30%即可，具体可以安排牛奶、蛋糕等食品。

TAIJIAO MEI RI YE

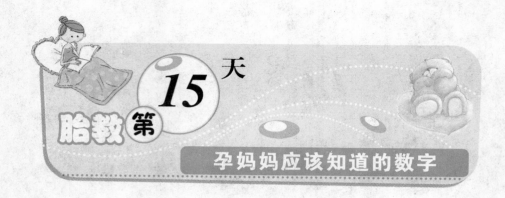

胎教第 **15** 天

孕妈妈应该知道的数字

胎儿在母体内生长的时间：40周，即280天。

预产期计算方法：末次月经首日加7，月份加9（或减3）。

妊娠反应出现时间：妊娠第4周左右。

妊娠反应消失时间：妊娠12周左右。

首次产前检查时间：停经后3个月内。

自觉胎动时间：妊娠16~20周。

胎动正常次数：每12小时30~40次，不应低于15次，早、中、晚各测1小时，将测得的胎动次数相加乘以4。

早产发生时间：妊娠28~37周内。

胎心音正常次数：每分钟120~160次。

过期妊娠：超过预产期14天。

临产标志：见红、阴道流液、腹痛，每隔5~6分钟子宫收缩一次，每次持续30秒以上。

产程时间：初产妇12~16小时，经产妇6~8小时。但也根据具体情况而异。

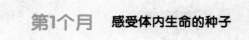

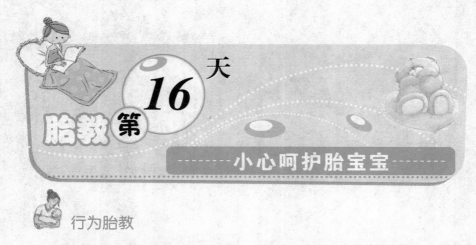

胎教第 **16** 天

------ 小心呵护胎宝宝 ------

行为胎教

孕妈妈要时刻为自己的胎宝宝着想，要约束自己的行为行动，远离家庭生活中一些辐射。

微波炉是家居常备的烹调用具，在其工作时会发出一些辐射，而孕早期胎宝宝很敏感，为了避免出现可能性的伤害，孕妈妈要掌握微波炉的正确使用方法：

首先，把食物放入微波炉，打开启动程序后，立即远离微波炉。微波炉刚刚启动时，只会泄漏极微量的微波，完全可以忽略不计；但在微波炉完全启动以后，微波的辐射变大，此时孕妈妈若仍然站在微波炉的前方，就有些危险了。等食物热完，微波炉"叮"的一声响过后，微波的辐射再次减少，这时候孕妈妈开启炉门取放食物就是安全的了。这里建议孕妈妈，为了安全着想最好将使用微波炉的工作交给准爸爸。

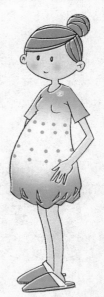

营养胎教

在孕早期，孕妈妈最好选择粥、面条、豆腐、牛奶、香蕉等易消化的食物，不要吃硬米饭、黄豆、年糕、冷牛奶及油炸食品等不容易消化的食物。因为这些食物可能导致孕妈妈消化不良，出现便秘等疾病，影响胎宝宝的正常发育。

孕妈妈也可以吃些酸甜可口，具有开胃作用的食物，如各种水果、新鲜蔬菜等。

胎教第 **17** 天

动静结合轻松孕育

 运动胎教

☞散步对孕妈妈的益处

散步对孕17天的孕妈妈来说是一项非常好的运动项目，它不仅安全可靠，还可以提高孕妈妈和胎宝宝的健康状态。这是因为，散步的时候，孕妈妈的神经系统和心肺功能得到提升，有利于呼吸新鲜空气和排出废气。散步还可以加强孕妈妈肌肉的活动，使孕妈妈体内的氧气足够满足胎宝宝的需要。散步还可以加大血管的容量，促使肝和脾储存的血液流进血管，加速血液循环，促进营养在血液中的流转，对心肌有良好的营养作用。胎宝宝也可从孕妈妈的血液中获取生长所需的各种营养，促进成长和发育。

☞散步的正确方法

⊙慢走法

1. 散步的时候，节奏不宜过快，步伐不宜太大，自我感觉轻松舒适就好。

2. 双臂自然摆动，幅度不要太大。

⊙快慢交替法

1. 先慢走热身，10分钟左右即可。

2. 步伐稍微加快，1~2分钟即可。

3. 快步行走近似小跑，2分钟即可，反复4~5次。

 音乐胎教

☞陶冶情操，释放负面情绪

在孕早期，有些孕妈妈因为早孕反应情绪低落，这对胎宝宝很不好。在音乐中，孕妈妈则能陶冶情操，还能宣泄负面的情绪，使身心一直处于和谐愉快中，从而获得最佳的胎教心理环境。

☞欣赏音乐

孕妈妈沉浸在音乐中时，精神和身体能同时放松，从而使身体的各项机能从压抑紧张中解放出来，恢复正常的养分、水分供给。

胎教第 **18** 天

为胎宝宝创造一个好环境

 环境胎教

精心布置一个温馨的居室是很重要的，如以轻松、温柔的格调为主，对居室进行绿化装饰，无论盆花、插花装饰，均以小型为佳。孕妈妈在装饰得温馨、雅致的房屋里，会有舒适轻松的感觉，这有利于消除孕妈妈的疲劳，增添情趣。

在居室的墙壁上还可以悬挂一些活泼可爱的婴幼儿图画或照片。他们可爱的形象会使孕妈妈产生许多美好的遐想，减轻刚刚成为孕妈妈时产生的不安情绪。除此之外，还可以在居室悬挂一些隽永的书法作品，时时欣赏，以陶冶性情。书法作品的内容常常是令人深思的名句，从中不仅能欣赏字体的美，更能给人以鼓舞和力量。

 行为胎教

孕早期，许多职场孕妈妈依然坚守在工作岗位上。那么职场孕妈妈若长时间面对电脑屏幕对身体有无影响？会不会给下一代造成危害？

研究证明，与从事办公室其他工作的女性相比，每周在电脑前工作20小时以上的妊娠女性，比一般妊娠女性流产率高2倍。日本计算机劳动保护调查委员会对计算机操作员中的孕妈妈进行抽样调查后发现，她们之中患妊娠高血压综合征（简称为妊高征）者为7%，流产者14%，出现早产、死胎及其他异常者为27%。美国对计算机操作人员的调查表明，孕妈妈出现不良反应者超过90%。

以上数据都说明了一个共同的问题，怀孕后的女性应该尽量远离电脑，更不能长期持久地在电脑前工作。

胎教 第 **19** 天

正确科学胎教

 不要因生男生女而纠结

目前我们国家提倡一对夫妇只生一个孩子。因此，一些老人，尤其是爷爷、奶奶，出于传统的"不孝有三，无后为大"的旧观念，往往希望儿媳生一个小孙子，而不想要孙女。言谈之间经常表示，要是生个孙子将怎样怎样，要是生个孙女又将如何如何，结果给孕妇带来了一定的精神压力，甚至造成不良情绪和心理障碍，以致给腹中胎儿的发育带来消极的影响。

 避免不良信息的刺激

一些孕妇的母亲或婆婆，把分娩过程的危险说成是"一只脚跨在人间，另一只脚跨在棺材里"，或者把怀孕说成是沉重的负担，把分娩说得困难而又痛苦。这对于孕妇来说无疑是一种不良刺激，甚至使她产生条件反射，害怕怀孕，对即将来临的分娩十分担忧和恐惧，从而导致一场痛苦而又沉闷的妊娠和分娩。这样的心境和情绪状态，同样会给胎儿造成极为不利的影响。

 正确地参与科学胎教

在孕妇怀孕期间，家庭所有成员都应给予热情的帮助和充分的体谅，不要给孕妇造成压力，也不要给她瞎参谋，更不要随意指责，而应共同努力为孕妇营造一个宽松的生活环境，使胎儿在祥和的气氛中健康地成长。

即使要介绍经验和教训，也要以善意的态度，用适当的方式方法把怀孕分娩的科学知识传授给孕妇。唯有如此，家庭其他成员才算积极正确地参与了科学的胎教，为未来孩子的健康成长作出贡献。

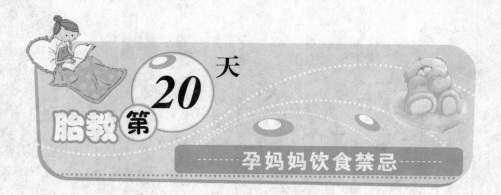

胎教第 **20** 天

孕妈妈饮食禁忌

TAIJIAO MEI RI YI YE

不宜过多饮茶

孕妇不宜饮茶过多、过浓，因为茶中的茶碱（咖啡因）具有兴奋作用，会使胎动增加，乃至危害胎儿生长发育。

不宜过量喝饮料

由于一些饮料含有2.4%～2.6%的咖啡因、可乐定等生物碱，孕妇喝后会出现恶心、呕吐、头痛、心跳加快等中毒症状，影响胎儿大脑、心脏和肝脏等重要器官的正常发育，致使婴儿出生后患先天性疾病。

不宜饮酒

酒中含有乙醇，它对人体的大脑、肝脏和心脏有一定的毒性。它可以通过胎盘进入胎儿体内，使婴儿出生后智力低下、面容特殊、身体矮小，严重者可导致智力障碍。

不宜多吃热性调料

怀孕后吃小茴香、大茴香、花椒、桂皮、辣椒、五香粉等热性香料或者油炸、炒等热性食品，容易消耗肠道水分，使胃肠腺体分泌减少，造成便秘。发生便秘后，孕妇用力排便，令腹压增大，压迫子宫内胎儿，易造成胎动不安、胎儿发育畸形、羊水早破、自然流产、早产等不良后果。

胎教第 **21** 天

胎教要科学适宜

 ## 端正科学的态度与目的

胎教指为了促进胎儿生理上和心理上的健康发育成长，同时确保孕产妇能够顺利地度过孕产期所采取的精神、饮食、环境、劳逸等各方面的保健措施。而不该像某些宣传误导的那样，只要胎教就能培育出神童来。科学的胎教来源于准父母对胎教的正确认识，学习相应的知识与技能以及使用科学的方法。而实施胎教的主要目的是让胎儿的大脑、神经系统及各种感觉机能、运动机能发展得更健全完善，为出生后接受各种刺激、训练打好基础，使宝宝对未来的自然与社会环境具有更强的适应能力。

 ## 选择最适合的胎教方案

要想给宝宝最好的胎教，就应该选择最适合的方案，学习如何进行孕期保健，如何进行胎教，生活中要注意哪些事项。胎教的各种内容都是围绕一个目的，即输入良性信息，确保胎儿生存的内外环境良好，使胎儿健康成长。

 ## 胎教不可操之过急

年轻的父母之所以关注胎教，是出于对后代的责任感。他们意识到此生只有一次养育子女的机会，因此"只能成功，不能失败"。这使他们愿意接受胎教、早教，但也往往容易出现操之过急、过度等情况。因此，实施胎教的时候一定要保持正确的胎教观念。

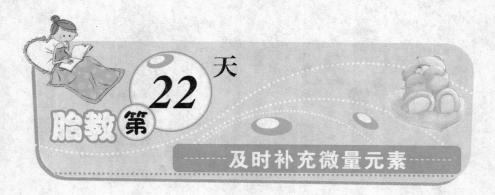

胎教第**22**天

及时补充微量元素

叶酸虽小作用大

别看叶酸在人体内似乎不太起眼，可它却是蛋白质和核酸合成的必需因子，对细胞的分裂生长及核酸、氨基酸、蛋白质的合成起着重要的作用，也是胎儿生长发育不可缺少的营养素。妊娠早期若缺乏叶酸，会使胎儿神经髓鞘与构成传递神经冲动介质的原料匮乏，影响胎儿大脑与神经管的发育，造成神经管畸形，严重者可致脊柱裂或无脑儿等先天畸形，因此怀孕应及时补充叶酸。

补充叶酸的方法

怀孕最初的 8 周，是胎儿重要器官的快速发育阶段，孕妈妈每日应摄入 600 微克的叶酸，这对预防胎儿神经畸形和其他出生缺陷非常有效。由于叶酸具有不稳定性，遇光、遇热易失去活性，蔬菜储藏两三天后叶酸会损失 50% ~ 70%，不当的烹饪方法会使食物中的叶酸损失 50% ~ 95%。所以要提高叶酸的获取率，就要吃新鲜的蔬菜，同时注意烹调方式。柑橘类水果中叶酸含量也较多，而且食用过程中损失少，是补充叶酸的首选。另外也要注意，补充叶酸也要适量，服用叶酸补充剂，要严格按照医嘱。

富含叶酸的食物

富含叶酸的食物：动物肝脏、肾脏、蛋类、鱼类、芹菜、菜花、红苋菜、菠菜、生菜、芦笋、龙须菜、油菜、小白菜、花椰菜、豆类、土豆、莴苣、蚕豆、梨、柑橘、麦芽及香蕉、柠檬、草莓、橙子、坚果类及大豆类等。除了食物，服用叶酸补充剂和叶酸强化食品，如添加叶酸的谷类、奶粉等也是一种办法。

TAIJIAO MEI RI YI YE

胎教第 **23** 天

处理好夫妻间的矛盾

情绪极度不安可危及胎儿的健康

胎儿对外界的刺激是有反应的,孕妇所感觉的事物都可影响胎儿。据报道,在孕早期,夫妻之间经常争吵,孕妇情绪极度不安时,可引起胎儿兔唇、腭裂等畸形。在孕晚期,如果夫妻感情不和,精神状态不好,则会增加胎动次数,影响胎儿的身心发育,而且孩子出生后往往烦躁不安,哭闹不止,睡眠差,消化功能不好,严重时甚至危及胎儿的生命。

夫妻感情不和的危害

感情不和的夫妻孕育的胎儿,身心缺陷的概率比美满夫妻所生的孩子高出 1.5 倍,出生后因恐惧心理而出现神经质的机会也比后者高出 4 倍,而且这类儿童往往发育缓慢,胆小怯弱,生活能力差。因为,在父母剧烈争吵时,母体受刺激后内分泌发生变化,随之分泌出一些有害激素,通过生理传递途径被胎儿接受。同时,母亲的盛怒可以导致血管收缩,血流加快、加强,其物理振动传到子宫也会殃及胎儿,而且争吵中父母的高声大气,无异于噪声,可直接影响胎儿。

处理好夫妻之间的矛盾

妊娠期间,丈夫应承担更多的责任,处理好夫妻之间的一些矛盾,与妻子共同分担所承受的压力。夫妻双方应互相尊重,相互理解,耐心倾听对方的意见,理智地、心平气和地对待彼此间的分歧。以极大的爱心共同关注母腹中的小生命,注视着他的每一次蠕动,探寻他的每一点进步,讨论他的每一项教育。这样,随着怀孕,夫妻双方将越发相互理解,越发亲密无间,使孕期变成一个相依相伴、充满爱情的又一个"蜜月"时期。

胎教第 **24** 天

准爸爸要积极参与胎教

许多人认为胎教是针对孕妈妈而言的，实际上，准爸爸在胎教中的作用也是不可忽视的。在某种意义上说，聪明健康的小宝宝诞生，在很大程度上取决于父亲。

在妊娠期间，准爸爸要给予妻子关爱及照顾好日常生活，合理的营养，如果在胎儿形成的关键时期（孕早期及中期）缺乏营养，会威胁胎儿的正常发育，尤其对脑的发育影响最大，还常常引起流产、早产、死胎、畸形。大多数孕妇有妊娠反应，丈夫应鼓励妻子克服恶心呕吐等反应，坚持进食，做到少吃多餐，饮食以避油腻、易消化为原则，尽量选富含蛋白质、碳水化合物、

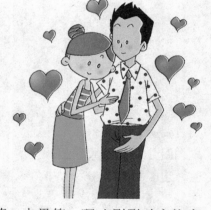

维生素的食物，如牛奶、豆浆、蛋类、蔬菜、水果等。呕吐剧烈时应注意补充维生素 B_1、维生素 B_6，必要时静脉输液。妊娠中期，胎儿生长发育加快，不仅需要给予充足营养，还要多饮水，并增加含维生素多的食物，保持大便通畅。

胎教第 **25** 天

生活要有规律

 睡眠是大事

孕妇应注意生活起居要规律，适当增加休息和睡眠的时间，避免过劳，每日要有适宜的活动。一般夜间睡眠不要少于 8 小时，有条件的应增加午睡，避免过于劳累。睡前，要认真做好个人卫生，最好可以用温热水泡泡脚，缓解疲劳的同时，也能舒畅心情。安排好入睡时间与起床时间，如果有失眠情况发生，可咨询医生，找到原因给予解决。睡眠时，孕妇应注意选择舒适的体位，一般认为，左侧卧位可减轻子宫右旋对脐带的压迫，利于胎儿的血液供应。

 进行身体锻炼

如果孕妇在妊娠前有锻炼的习惯，孕期应继续锻炼，锻炼能促进孕妇精力充沛和感觉良好，只是由于妊娠期身体有所变化，运动量和运动形式应有改变，不宜过度。如远离使孕妇感到厌恶、头晕或不适的拥挤、闷热、充满烟雾的地方，外出散步，既可呼吸一下新鲜空气，调整情绪，又可使晚上的睡眠更好。

 注意卫生安全

此时母体为适应胎儿生长发育的需要，发生了一系列的变化，如皮肤的新陈代谢旺盛，孕妇的汗腺和皮脂腺分泌旺盛，并且由于盆腔充血，阴道白带也较非孕期明显增多，常会导致不适感。所以应经常洗澡和更换内衣，保持皮肤和外阴清洁，避免感染。孕妇最好每晚洗个澡，至少每日洗外阴一次，勤换衣裤，保持皮肤清洁。

胎教第 26 天

活动姿势要正确

TAIJIAO MEI RI YI YE

避免走有危险的路

孕妇走路一定要当心，尤其是前三个月和最后两个月。平时行走时，应该抬头、挺直后背、伸直脖子、收紧臀部，保持全身平衡，稳步行走。避免走有危险的路，遇到雨雪天气，地面湿滑，尤其要当心。

坐姿应端庄

坐下时，最好选择用直背坐椅（不要坐低矮的沙发），先保持背部的挺直，用腿部肌肉的力量支持身体坐下，使背部和臀部能舒适地靠在椅背上，双脚平放在地上。起立时，要先将上身向前移到椅子的前沿，然后双手撑在桌面上，并用腿部肌肉支撑、抬起身体，使背部始终保持挺直，以免身体向前倾斜，牵拉背部肌肉。另外，孕妇坐椅子要注意，一定往里坐，端坐，别坐太边上了，否则容易滑倒或摔倒，造成流产。

站要两脚站稳

孕妇站立的时候要两脚站稳，要保持两脚的脚跟和脚掌都着地，不要单脚站起。这样可以使全身的重量均匀地分布在两只脚上，双膝要直，向内向上收紧腹壁，同时收缩臀部，双臂自然下垂放在身体的两侧，头部自然抬起，两眼平视前方。

避免长时间的仰卧

孕妇要避免长时间的仰卧，以免增大的子宫压迫下腔静脉，影响宝宝的发育，一般以左侧卧为主。起床时，如果你原来的睡姿是仰卧的，应该先将身体转向一侧，弯曲双腿的同时，转动肩部和臀部，再慢慢移向床边，用双手撑在床上、双腿滑下床下，坐在床沿上，稍坐片刻以后再慢慢起身。

胎教第 **27** 天

远离辐射隐患

 微波炉的辐射

微波炉的辐射对孕妈妈影响比较大。使用时要注意：微波炉不要放在卧室里，开启微波炉时，人不要站在旁边，等停止运行时再过去处理食品，微波炉不用时要拔掉电源。

 电热毯的辐射

电热毯的辐射可能影响母体腹中胎儿的细胞分裂。如果孕妈妈使用电热毯，长时间处于这些电磁辐射当中，最易使胎儿的大脑、神经、骨骼和心脏等重要器官组织受到不良的影响。

 电吹风的辐射

电吹风在开启和关闭时辐射最大，且功率越大辐射也越大。由于使用时离头部较近，主要引起中枢神经和精神系统的功能障碍。频次少、持续时间短的话，对孕妈妈影响不大。

 电视机的辐射

传统的电视显示器电子束在打到荧光物质上的一刹那会产生电磁辐射，液晶电视和等离子电视的辐射相对小很多，但也不可长时间观看。

胎教第 **28** 天

营养饮食误区

 呕吐厉害要补充些零食

怀孕初期常有呕吐、恶心和胃口不佳等症状，嗜好吃酸、吃辣。为压制孕吐，有的孕妈妈索性餐餐吃话梅、果脯等零食。

殊不知，这样并不能缓解孕吐。孕吐是由于胃酸分泌不足、胃肠功能下降失调才会出现的。虽然酸辣口味的食物可以刺激胃酸分泌，但如果长期大量食用，终究可能损害肠胃功能。如果孕妇孕吐得厉害，应尽快到医院检查并进行治疗，才能缓解症状。

 妊娠期吃糖易患糖尿病

有的孕妈妈担心患上妊娠期高血压、糖尿病，从怀孕开始就拒绝吃糖、巧克力。其实，这是出于对妊娠期糖尿病发病原理的误解。

正常人摄入的碳水化合物在体内会转化为葡萄糖，如果有剩余，则会通过胰岛素的作用，转化为糖原储存在肝脏或变为脂肪。而在妊娠期间，胎盘可以分泌物质对胰岛素进行抵抗，以保护胎儿获得充分的糖供应。如果孕妇摄入的糖越多，胰岛素消耗得越多，而遭遇胎盘分泌物质的"抵抗"也就越多，直至不堪负荷，就可能出现糖尿病症状。

正常女性特别是偏瘦的女性根本不需要对糖避之不及，肥胖女性、以前在妊娠期曾患有糖尿病的孕妇，虽然的确不宜多吃糖，但也不需要一点糖都不碰。

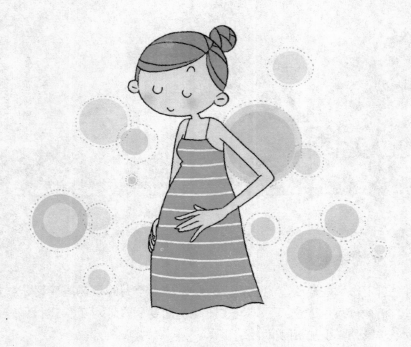

第2个月
幸福与紧张的孕妈妈

胎教第 **29** 天

为了胎宝宝善待自己

 情绪胎教

对来自工作和妊娠反应的压力，已经怀孕2个月的孕妈妈应该积极地进行调适。精神科医生建议：孕妈妈在怀孕初期要积极地对工作进行调整，尽量减少工作量，减少加班时间。

 营养胎教

有些孕妈妈在怀孕前就有睡懒觉的习惯，很多时候都是早餐、午餐合二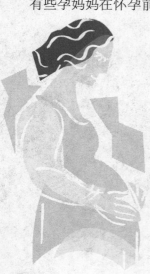为一。但是怀孕以后，这种习惯必须改掉。因为早餐对孕妈妈及胎宝宝来说都十分重要，早餐摄取的营养素及能量对血糖的调控有重要意义。不吃早餐极易产生血糖波动，孕妈妈的血糖波动同时也会影响胎宝宝的血糖值，影响胎宝宝正常的生长速度。另外，如果孕妈妈不吃早餐，午餐就会吃得比较多，会给胃造成很大的负担。

所以，专家建议有这一习惯的孕妈妈，从此时起就要改变生活习惯，做到早睡早起，早、中、晚三餐按时进食。

 行为胎教

夏天孕妈妈要做好清洁和防护工作。尤其是怀孕第 2 个月的时候，身体会有很多不适，容易使孕妈妈心情烦躁，做好夏日护理能缓解这种不适。

☞防蚊

⊙电蚊香。孕妈妈防蚊可以使用电蚊香，但使用的时候应保持空气流通。

⊙各种驱蚊植物。在家中可以种一些驱蚊植物，如薄荷、大蒜、七里香等，不仅能防蚊，还能美化环境。

☞防螨

⊙保持居室清洁，让室内湿度保持在相对湿度的50%以下。

⊙保持空气流通、干燥，室温最好维持在27℃～28℃。

⊙应养成定期更换寝具的习惯，床单、被单、枕头套洗前先用热水浸泡10～20分钟，洗完后在阳光下暴晒 8 小时。

 环境胎教

芳香气味可以调整情绪，使体内激素分泌更趋平衡，可以使因身体变化而烦躁不安的孕妈妈放松，所以孕妈妈可以把室内装点得芳香一些，可以在室内选择性地放置些盆景，如紫罗兰、薄荷等。这些花草有增强食欲或宁神安眠的作用。也可以放一些香袋，但注意香味不能刺鼻。

胎教第 **31** 天

营养与调节情绪是胎教的两大法宝

营养胎教

现在，胎宝宝正处于器官分化的时期，对营养的需求量虽不是很大，但对营养的种类要求相对较高，这就要求孕妈妈要全面摄取食物，为胎宝宝补充丰富的营养成分。此时，如果孕妈妈对食物挑三拣四，或因妊娠反应而不进水米，势必会影响胎宝宝对营养的摄取，轻则造成营养不良，重则造成胎宝宝发育迟缓甚至出现畸形。所以孕妈妈应该调整自己的饮食习惯，做到不挑食，全面摄取营养。

虽然有些孕妈妈的妊娠反应比较严重，甚至对一些食物比较反感，但是为了胎宝宝着想，即使那些不喜欢吃的食物，至少每天也要吃几口。

情绪胎教

女性怀孕后，受激素的影响，体毛和头发都会发生变化。细心的孕妈妈可能会发现，从现在开始，体毛就发生了变化，如腋毛增多或减少；肚子周围的体毛会增多；手臂和小腿上的体毛增多或减少；乳房、腹部、生殖器周围的体毛也开始出现或增多；头发容易受损伤等。有些孕妈妈因此而愁眉不展，认为这种变化严重影响了美观。

专家提醒孕妈妈，千万不要因此而愁眉不展，这种现象会随着体内激素的平衡而逐渐消失，所以，孕妈妈最好的做法就是顺其自然，不要太过在意，以平常心态去享受这些变化就好了。

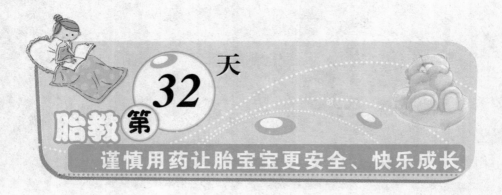

胎教第 **32** 天

谨慎用药让胎宝宝更安全、快乐成长

 自己不能随意用药

倘若孕妈妈不小心生病了。在选择药物时一定要非常慎重，千万不能自选自用药物，一定要在医生的指导下使用对自己和胎宝宝都无害的药物。

☞根据怀孕时间选择用药

怀孕期间用药，必须根据怀孕时间来决定剂量、持续时间，病情好转后就要立即停止用药。

☞选药的时候要细看副作用

孕期用药要考虑选用对胎宝宝和母体危害都较小的药物。

☞不要多种药一起服用

能用一种药物治疗就不要再用其他药物，避免重复用药和同时服用多种药物而导致副作用。

胎教第 **33** 天

动一动更健康

 运动胎教

☞**运动功效**

使腰部和骨盆关节变得更加柔软，减轻临产时的阵痛。

☞**操作步骤**

⊙坐在健身球上，双腿叉开，并与地面垂直，上身保持正直，双手自然地放在两膝上。注意，腰腹部充分收紧才有助于你保持平衡，并能充分运动骨盆。

⊙左手叉腰，右手姿势不变，上半身向左侧倾。

⊙吸气，上半身缓慢恢复正直状态，然后左手扶膝右手叉腰，身体向右侧倾，重复操作6~8次即可。

☞**注意事项**

⊙如果孕妈妈的平衡感不好，准爸爸最好站在旁边一直看护，以避免发生意外。

⊙一定要买质量过关的健身球。

⊙孕妈妈在练习此运动时，要尽量使身体放松，这对维持身体平衡是有帮助的。

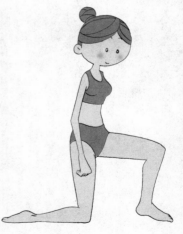

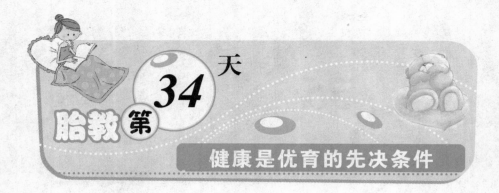

胎教第 **34** 天

健康是优育的先决条件

 行为胎教

目前，就怀孕以后要不要继续工作的问题存在着多种说法。有的人认为：孕早期胎宝宝非常脆弱，加上妊娠反应的不适，应该辞掉工作专心养胎；而有些人则认为，怀孕后继续工作可转移注意力，减轻孕期不适，只要注意工作量就可以了。针对这两种观点，究竟哪个可取呢？专家认为，职场女性怀孕后要不要辞掉工作，应根据自身的身体状况来决定。

☞需要专心养胎的人群

⊙怀孕初期孕吐非常严重，且工作压力很大者。

⊙曾经有过多次流产史的孕妈妈。

⊙常感到下腹不适者。

☞可继续工作的人群

⊙本阶段虽然身体不太舒服，但不影响正常生活。

⊙工作环境比较好，工作比较清闲的孕妈妈。

 营养胎教

孕妈妈要争取多吃些，不要因为呕吐就什么都不吃。孕妈妈为了自己也为了胎宝宝，要尽量多补充营养，能吃多少尽量吃多少。早餐可以吃两片面包和一份煎蛋；上午 10 点的时候可以吃点点心，喝一点牛奶；午餐的时候可以吃一些水果和蔬菜沙拉；下午 3 点可以喝一些酸奶；晚餐可以吃一些土豆泥、蔬菜沙拉和米饭，还可以来碗海鲜清汤。

胎教第 **35** 天

让胎宝宝在故事中成长

 文学胎教

到了今天，许多孕妈妈都在承受着妊娠反应的折磨，孕吐、乏力等一系列不适反应一直纠缠着孕妈妈，情绪不由受到了影响。那么，怎么化解这些负面情绪，并继续给胎宝宝实施胎教呢？今天就给孕妈妈推荐一则故事《小熊过桥》，让孕妈妈既能消除不良情绪，又能给胎宝宝进行胎教。

《小熊过桥》是一则简单的幼儿童话，讲述了乖宝宝小熊自己出门看外婆，走到半路要过桥的时候，因为乌鸦的嘲笑和自己的恐惧而不敢过桥的故事。在故事的前半部分，小熊犹豫过，害怕过，甚至大声喊妈妈，连河水都笑话他，但是，后来他在鱼儿的鼓励下顺利地过了桥，并有礼貌地和鱼儿说再见的故事。

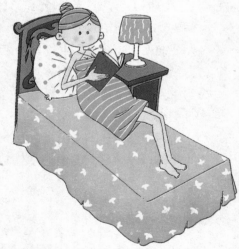

在读完故事后，孕妈妈要跟胎宝宝说："每个人都会有胆怯的时候，关键的是看自己能不能正视困难，顺利地渡过难关。"然后鼓励胎宝宝，让他做个勇敢的小宝宝。另外，孕妈妈也不要忘记利用这则小故事来鼓励自己，以乐观的态度对待身体不适及不良情绪。

胎教第 **36** 天

讲究胎教原则

对话胎教

☞准爸爸和胎宝宝进行沟通

从进行胎教开始，准爸爸就要参与进来。准爸爸与胎宝宝的沟通一般以谈话为主。讲话可以从平静的语调开始，随着对话内容的展开再逐渐提高音量。

☞准爸爸可以对胎宝宝进行演讲

准爸爸可将每天的话题构思好，内容可以是一首纯真的儿歌、一首内容浅显的古诗、一段优美动人的小故事，也可以谈自己的工作及对周围事物的认识，向胎宝宝刻画真、善、美。

☞用能促进胎宝宝形成自我意识的语言对话

准爸爸在开始对胎宝宝讲话的时候，可以用抚慰和能够促使胎宝宝形成自我意识的语言对胎宝宝讲话。开场白可以是这样的："宝宝，我是你的爸爸，现在我们要聊天了……"对话结束时，要给胎宝宝适当的鼓励，可以这样说："宝宝真是一个聪明的孩子，好吧，今天就学习到这儿，我们明天再学！"

营养胎教

许多孕妈妈都知道，此时的胎宝宝仍然不稳定，一不小心就有可能造成流产，于是，便产生了用进补来安胎的想法。说到进补自然而然便想到了极具滋补功效的人参。但是人参是补气之品，女性怀孕后久服或过量服用，会伤阴气盛，气有余便生火，有关专家曾对100多名服人参1个月以上的人进行观察，发现大多数人会出现激动、烦躁失眠、咽喉干痛、刺激感强烈和血压升高等不良反应。由此可见，孕妈妈如果滥用人参，易加重妊娠呕吐、高血压等。

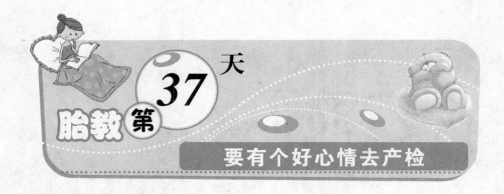

胎教 第 **37** 天

要有个好心情去产检

TAIJIAO MEI RI YI YE

 情绪胎教

到了今天，有些孕妈妈可能会发现，乳房开始有了奇妙的变化，遮盖了乳房原有的风采，这让许多孕妈妈心生难过之情，也因此而影响了心情。专家认为，受妊娠影响，孕妈妈的乳房发生以下变化，都属于正常现象，孕妈妈不必为此而情绪不佳。

☞乳头、乳晕

绝大多数孕妈妈都会出现乳头和乳晕同时变黑的情况，而且乳头也会变大，这是由于受到激素的影响而导致黑色素增多。同时乳头的皮肤也会变得结实，这一切都是在为哺乳做准备。

☞胸

怀孕后，乳腺开始发达，慢慢地胸部会变胀，并且触摸时会感到疼痛。

倘若乳房出现了其他不适症状，且其他部位伴随着一系列的不适，孕妈妈应及时到医院进行诊察，以免贻误病情。

 行为胎教

现实生活中，很多孕妈妈都由于各种原因拒绝做孕早期B超检查，或拒绝重复做B超怕导致出现不良后果，可是，今天孕妈妈最好到医院做一次B超检查，以排除非正常妊娠的可能。或许孕妈妈会担心B超会伤害到胎宝宝，实际上现在的早孕B超大多选用低频探头，其射线对胎宝宝的影响低到几乎可以忽略不计，因此孕妈妈不必为此而拒绝进行B超检查。另外，通过做B超可以排除宫外孕、葡萄胎和宫内胚胎停止发育等异常情况，还可以帮助孕妈妈明确预产期，为今后的孕期检查和处理提供依据和参考。所以，孕早期进行B超检查参考意义非常大，而后期的B超检查可因后天营养等因素的干扰，参考意义会降低。所以进行孕早期B超检查是非常必要的。

胎教第 **38** 天

------ 让胎宝宝更优秀 ------

 想象胎教

到了今天，孕妈妈们大概已被妊娠反应折磨得十分痛苦了，但孕妈妈要注意千万不要因此而责备胎宝宝，要知道这是胎宝宝进行自我免疫的一种形式，也是健康发育的一种体现。所以，此时不妨进行一下想象胎教，幻想一下未来宝宝可爱的小模样，说不定会对减轻妊娠反应非常有帮助。

想象胎教就是指孕妈妈用自己的想象来塑造理想中的胎宝宝，这就要求孕妈妈要先有一个美好的愿望和期待的理想中的形象，然后按照这个形象去想象。

在我们身边也会有现实的例子，本来容貌一般的父母，能力也没有多么超群，但他们生出的孩子却英俊漂亮、智力非凡。虽然原因很多，但想象胎教占很大成分。

由此可见，孕妈妈与胎宝宝在心理与生理上都是相通的。从胎教的角度来看，孕妈妈的想象是先有一个意念，然后再通过意念转化、渗透让胎宝宝感受到孕妈妈的想象。

同时孕妈妈在为胎宝宝形象的构想中，也会把自己的情绪调整到最佳的状态，从而促进自己体内具有美容作用的激素增多，也会使胎宝宝面部器官的结构组合及皮肤发育得更好，从而让意念胎教达到更理想的效果。

 音乐胎教

经常给胎宝宝唱一些欢快的歌，让胎宝宝接受音乐熏陶的同时，也能让孕妈妈的心情变得很好，从而让胎宝宝在一个良好的环境中健康成长。

而且唱这些歌曲的时间和地点也很灵活，可在厨房做饭的时候唱，在打扫房间的时候唱，还可在上下班的途中唱，只要有时间孕妈妈就可以哼唱一些歌曲。这种随时随地进行的音乐胎教能让胎宝宝受益良多。

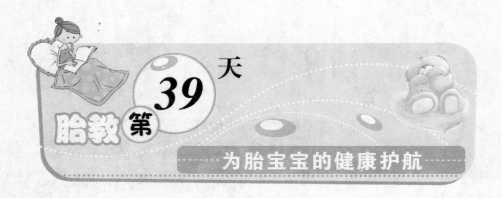

胎教第 **39** 天

为胎宝宝的健康护航

 语言胎教

在众多不同的声音中，婴儿总能最先分辨出妈妈的声音，这是因为早在母腹内他就已习惯了妈妈的声音。所以，丰富的感觉刺激会有效地激发语言功能大脑区域，促使胎宝宝的语言发展，这就充分体现出了语言胎教的重要性。而作为孕妈妈，应该多与胎宝宝说说话。从确定怀孕以后就要多跟他说话，而说话的内容也可以多种多样，可以是自己见到的美景，也可以是身边发生的事情。要多把身边的人和事讲给他听，也许这个时候的胎宝宝还不能听懂孕妈妈的描述，可是他能体会到各种不同的语调，这也可以帮助他形成自己的思维。

 营养胎教

本阶段，孕妈妈正承受着孕吐之苦，有的喜食酸物而我国民间历来有用酸性食物来缓解孕期呕吐的做法，但不过度。有研究表明，过食酸性食物和药物对胎儿生长发育不利。研究人员分别测定了不同时期胎宝宝组织和母体血液的酸碱度，认为在怀孕的最初半个月左右，最好不吃或少吃酸性食物或含酸性的药物。因为大量的酸性食品会使体内碱度下降，容易引起疲劳、无力。长时间的酸性体质，不仅易使孕妈妈患病，而且会影响胎宝宝正常、健康地生长发育。因此，孕妈妈要食酸适当，不宜过多食用酸性食物，更不可随意服用止吐药物。

胎教第 **40** 天

缓解孕吐，继续胎教

营养胎教

妊娠反应会影响孕妈妈的进食和对营养素的摄取，严重时会不利于孕妈妈健康和胎宝宝发育，所以孕妈妈要注意饮食调理。

⊙为了防止呕吐严重时引起脱水，孕妈妈可选食一些含水分比较多的食品，如各种水果、新鲜蔬菜等，这些食品不仅含有大量水分，而且含有丰富的维生素 C 和钙、钾等矿物质。

⊙热食气味大，有些孕妈妈会比较敏感，可以适当食用些冷食或将热食晾凉后再食用。

⊙可以多食用一些蛋白质、维生素含量高的食物，如奶酪、牛奶、藕粉、鸡蛋、水果、蔬菜等。

⊙孕妈妈可以采用少食多餐的方法，不要拘泥于一日三餐的规定习惯。晚上可以准备一些容易消化的食品，如面包干、馒头片、乳糕、饼干等。在早上起床前先喝一杯白开水，再将食物吃下去，稍躺一会儿再起床，可以减少恶心与呕吐。

⊙少吃油腻食物，多采用植物油，少用动物油，以减少油腻。

⊙孕妈妈在清晨起床时若有恶心感，可以吃些咸饼干、烤馒头片。

音乐胎教

并不是所有的音乐都能被胎宝宝所接受，研究表明，孕早期胎宝宝喜欢听与胎音合拍的音乐，如优美的西欧古典音乐等。在巴赫、莫扎特的乐曲中，有和人类生命节律相通的部分，那是一种犹如河水潺潺流动一般的周期波声音，与大脑中的阿尔发波和心跳波动的图形相似，很容易被胎宝宝和孕妈妈所接受，而且他们听了也都会很愉快。这样，才能真正达到音乐胎教的目的。

胎教第 **41** 天

胎教需以健康为基准

TAIJIAO MEI RI YI YE

 行为胎教

怀孕 3 个月正是胎宝宝的器官开始形成的时期，此时最容易受到手机辐射的危害，因此，为了胎宝宝的健康发育，避免他受到任何伤害，在孕早期孕妈妈一定要远离任何辐射源。

那么，孕妈妈要怎样远离手机辐射呢？

⊙尽量让手机离自己远一点。据报道手机信号刚接通时，产生的辐射比通话时产生的辐射高约 20 倍。因此，信号接通的瞬间最好把手机放在离自己远一点的地方，这样能减少绝大部分的辐射量。最好在手机接通时让手机离自己 15 厘米左右。

⊙不要在胸前挂手机。手机挂在胸前会对心脏和内分泌系统产生一定的影响。即使在待机状态下，手机周围也存在电磁波辐射，虽然没有接通时危害大，但对胎宝宝来说也是非常不利的。

⊙远离充电器。手机充电器是大家都比较容易忽略的。充电器在充电时，它周围会产生很强的电磁波，能杀死人体内的免疫细胞，所以孕妈妈最好离手机充电插座 30 厘米以上，另外也不要把充电器放在床边。

 营养胎教

本阶段，正是胎宝宝器官分化的时期，如果孕妈妈缺锌，会影响胎宝宝四肢的发育，增加胎宝宝发生畸形的概率，如果现在补锌不及时的话，还会使胎宝宝在宫内生长迟缓，严重缺锌时还会引起"缺锌性侏儒症"。所以，孕妈妈应注意对锌的补充，做到每天进补约 20 毫克。专家提醒本阶段的孕妈妈，补锌当以食补为佳，多吃含锌丰富的食物，如肉、蛋类、乳类及栗子、核桃、花生、瓜子等带皮壳的坚果类食品等。

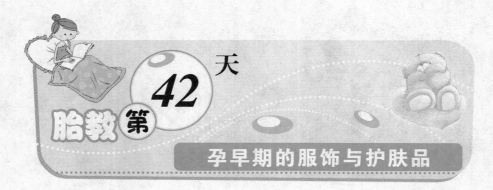

胎教第 **42** 天

孕早期的服饰与护肤品

TAIJIAO MEI RI YI YE

孕妇服的选择

孕妇装的选择应以不妨碍胎儿的生长发育为前提，以宽大舒适、透气性良好、吸汗力强、防暑保暖与穿脱方便为原则。从季节上来看，夏季孕妇装应选择便于吸汗的棉、麻质地的面料服装；春秋季则选择以透气性好、柔软的绒织物、毛织物、混纺织物及针织品服装为主；冬季则选择各种呢绒或带有蓬松性填料的保暖服装。

选择舒适而安全的鞋

随着妊娠周的增加，孕妇的身体重心发生变化，鞋的选用尤其重要，一定要考虑安全。适合孕妇的鞋应具备的条件：

⊙鞋跟宽大、稳，不能太高，2～3厘米较佳。

⊙鞋底一定要注意防滑。

⊙鞋面能与脚背紧密结合。

⊙鞋的尺寸应该比平时稍大一些。

鞋跟矮的无带懒人鞋和保温性能良好的矮筒鞋及感觉舒适的运动鞋都是较好的选择。

孕妇的美容与护肤

孕妇在使用美容护肤品时，首先考虑到身体的健康，美观要放在第二位。不要因脸上出现褐色斑而用浓妆遮盖，这样会使皮肤腺分泌受阻。要经常洗脸，保护脸部皮肤的清洁。为防止皮肤对化妆品过敏，孕期最好不用新的化妆品，而沿用已经习惯的产品。

由于烫发水中可能含有对胎儿有影响的毒性物质，所以孕早期不要烫发，发型则可以梳成短而易修整的式样。

胎教第 **43** 天

控制孕期的情绪

进行适度的运动

运动能加快血液循环，缓解孕妇的忧郁、紧张等不良情绪，同时还能增强抵抗力，给宝宝提供一个安全健康的孕育环境，这也能在一定程度上帮助孕妇维持好心情。对于孕期的不快和烦闷可以使用转移法，比如离开使人不愉快的环境，到附近草木茂盛的宁静小路上散散步，做做体操，让孕期郁闷的心情变得舒畅。

转移注意力

当你发现自己快要心绪不宁时，最好赶快通过其他事物转移自己的注意力。譬如离开让你生气的现场，到外面走走，或是听听音乐、看本自己喜欢的书籍等，就是不要让自己一直陷入负面的情绪中。

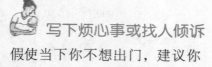
写下烦心事或找人倾诉

假使当下你不想出门，建议你可以拿纸笔将心中所有的不快和心烦的事情写下来。因为在书写的同时，已经部分转移注意力，加上在书写的过程中，已经过了当下不愉快的时间点，因此也能帮助孕妈妈转移负面情绪。

假使孕妈妈实在不想动手写字，也无法静下来看书，那么最快解决心中不快的方法，就是找人倾诉，从相互沟通中得到支持与慰藉。也可以多结识一些怀孕的朋友，互相交流感受与心得。

学会调控情绪

孕妈妈应该正确认识孕期不良情绪，并积极对情绪进行调控，这才是对孕期负责的做法，而且对胎儿、对自己、对家人都是大有好处的。孕妈妈可以尝试着抛开所有的烦恼，全心投入到孕育宝宝的欢乐中去。只要健康地孕育胎儿，平安地伴着胎儿的成长直到宝宝出世的那一天，这才是孕妈妈最要紧的任务。

TAIJIAO MEI RI YI YE

胎教第 **44** 天

给胎宝宝讲童话故事

讲解书里出现的事物

胎儿对整个世界一无所知，会很自然地对书中出现的事物产生好奇。针对这种情况，孕妈妈可以对童话故事中出现的各种事物进行亲切而生动的讲解。

边走边读

如果读书时采取的姿势很不舒适，胎儿也一定会有难受的感觉。孕妈妈应该在最舒适的状态下慢慢地读给胎儿听，偶尔一边走一边读也是个不错的方法。这样做既可以让孕妈妈得到锻炼，又可以使胎儿接受有益的振动刺激，可谓是一举两得。

根据内容改编故事

每次都读完全相同的内容，连孕妈妈都不禁会感到一丝厌烦。其实在读童话书之前，孕妈妈可以根据图画的内容对故事的细节进行改编，这样做将为孕妈妈和胎儿带来很多的乐趣。在进行改编故事这种再创作的时候，孕妈妈可以从那些之前没有留意到的小幅插画开始。在想象的过程中，孕妈妈的注意力和想象力会得到很大程度的提升，而胎儿的想象力也同时得到增加。

与胎儿交流自己的感想

朗读时，孕妈妈的注意力集中在故事情节里，因此也会很自然地产生一定的感想。在读到故事的结尾处时，孕妈妈可以以这些感想为话题与胎儿进行亲切地交流。

TAIJIAO MEI RI YI YE

胎教第 **45** 天

饮食习惯与胎教

 ### 三餐须定时

再忙碌都应把吃饭的时间还给自己。最理想的吃饭时间为早餐 7～8 点，午餐 13 点，晚餐 18～19 点；吃饭时间最好为 30～60 分钟，进食的过程要从容，心情要愉快。

 ### 三餐应定点

养成在固定地点吃饭的习惯。如果你希望未来宝宝吃饭能坐在餐桌旁专心进餐，那么你现在吃饭的时候就应固定在一个气氛和乐温馨的地点，且尽量不被外界的干扰而影响或打断用餐。

 ### 营养均衡而多变化

身体所需的营养尽量由食物中获得，而不依靠补充营养剂，因为目前仍有许多营养素尚未被发现，所以建议你多变化食物的种类，每天吃 15 种不同的食物，营养才易充足。

 ### 以未加工的食物为主

许多母亲都曾为宝宝不爱吃正餐，却喜吃饼干、糖果、汉堡，饮可乐而烦恼，当然习惯的养成很重要，但若孕妇在怀孕时就尽量多吃原始食物，如五谷、青菜、新鲜水果等，烹调的方式以保留食物原味为主，少用调味料，少吃垃圾食品，让宝宝还在肚子里时就习惯此类的饮食模式，加上日后的用心培养，就不会出现挑食、偏食的习惯。

胎教第 **46** 天

爱美也是一种胎教

精心打扮自己

在怀孕期间，孕妇也可以打扮得很漂亮。事实上，美容、穿衣也是胎教，孕妇完全有必要精心打扮自己。美丽是每一位女性所追求的，娇美的容颜会给你带来许多欢乐。怀孕了，就更应精心打扮。一方面，对自己容颜、服装的关心会使孕妈妈忘掉妊娠中不快的反应；另一方面，打扮会使孕妈妈显得气色很好，会使自己保持自信、乐观、心情舒畅。因此，美容、打扮无论对孕妈妈还是对胎儿都是很有意义的。

化妆品的使用

怀孕初期皮肤会变得粗糙、敏感，这是因为皮脂腺分泌失调所致，所以，不必乱抹药或者更换化妆品。如果情况不是特别糟糕，不必求医，也不必着急，仍可以用化妆品。但是，最好不要浓妆艳抹，这样会损害皮肤。晚上的皮肤护理也不能忽视，要用中性洁面乳液洗脸。然后，用凉水将皮肤洗净，用冷霜敷在脸上，轻轻按摩，最后用热毛巾擦掉，用乳液滋润。

经常清洗皮肤

怀孕初期，皮下脂肪日益丰腴，出汗和皮脂分泌也比以前增多，一定要经常清洗，否则容易皮肤发痒，易得皮肤病。沐浴时，水不要太热，太热易使人疲劳；水也不要太凉，太凉会引起子宫收缩。还要注意洗的时间不要过长。洗时动作要轻缓，注意身体平衡，另外每天早上要用温水清洗乳头，以保持乳房的清洁。

胎教第 **47** 天

孕妈妈要把好"进口"关

 ### 尽量少饮用咖啡

即使是低剂量的咖啡因，也可能引起胎儿大脑细胞的变化和行为变异，如神经兴奋和行为冲动。咖啡因能通过胎盘传递给胎儿，如果母亲喝咖啡，即使只喝一杯，发育中的胎儿也需要4天时间来清除其中所含的咖啡因。这一发现意味着对咖啡情有独钟的孕妈妈要像男性需要彻底戒烟一样戒除咖啡。此外，可乐型饮料中同样含有咖啡因、可乐定等生物碱，孕妇也应避免饮用。

 ### 妊娠期全程戒酒

中医早有"酒能伤胎"之说，因为胎盘对酒精毫无过滤性，而且缺少脱氢酶的胚胎不能将酒精分解，酒精在胎体内保留的时间要比在母体内长，因此胎儿受害比母亲更严重。妊娠初的3个月，饮酒的孕妇可使"胎儿酒精综合征"的发生率明显增高，严重者可导致多种疾病，如心血管系统缺陷以及体力和智力发育不良等疾患。因此，孕妇则应在妊娠期全程戒酒，以免给后代留下灾难。

 ### 不饮浓茶为好

孕妇喝茶过浓、过多，常会招致麻烦。茶叶中含有咖啡因，且具有兴奋神经系统的作用，饮用过多，常常刺激胎儿，致胎动不安。咖啡因还会增加孕妇的心跳和排尿次数，增加孕妇的心脏和肾脏负担，有损母体和胎儿的健康。长期过量饮茶的孕妇，引起贫血的可能性要比不饮茶的孕妇高，这种影响还会使胎儿发生先天性缺铁性贫血。因此，孕妈妈还是不饮浓茶为好。

胎教 第 **48** 天

科学合理地补钙

 补钙的重要性

怀孕初期钙的摄入对宝宝的牙齿发育起着重要作用。人的牙齿虽要在生后6~7个月才萌出，但其发育是从胚胎第6~7周就开始，孕期缺钙就会影响胎儿牙齿基质的形成和钙化过程。

 胎儿缺钙的危害

胎儿得不到足够的钙，很容易发生新生儿先天性喉软骨软化病。当新生儿吸气时，先天性的软骨卷曲并与喉头接触，很易阻塞喉的入口处，并产生鼾声，这对新生儿健康是十分不利的。更为重要的是，胎儿摄钙不足，出生后还极易患颅骨软化、方颅、前囟门闭合异常、肋骨串珠、鸡胸或漏斗脑等佝偻病。

 补钙也要讲究科学

补钙要讲究科学，千万不要盲目过于补钙。孕妇如果过度补钙，会使钙质沉淀在胎盘血管壁中，引起胎盘老化、钙化，分泌的羊水减少，胎宝宝头颅过硬。这样一来，宝宝无法得到母体提供的充分营养和氧气，过硬的头颅也会使产程延长，使宝宝健康受到威胁。

 通过食物补钙

每天喝250毫升鲜牛奶或者酸奶，就可以提供250毫克钙，再加上其他食物中提供的钙以及多晒太阳，一般能够满足机体的每天钙的需求，无须额外补充钙剂。每天可以吃一些虾皮、腐竹、黄豆以及绿叶蔬菜等钙含量丰富的食物。

胎教第 **49** 天

缓解恶心呕吐的方法

 进行适当的运动

孕妈妈不能因为恶心呕吐就整日卧床，因为这样只能加重早孕反应。如果活动太少，恶心、食欲不佳、倦怠等症状就会更为严重，长此以往便形成恶性循环。应适当参加一些轻缓的活动，如室外散步、做孕妇保健操等，都可改善心情，强健身体，减轻早孕反应。

 避免食用脂肪含量高的食物

孕妈妈通过米饭或面包等碳水化合物摄取必要的能量，这样做是最合理的。黄油、奶油、油炸食物等含有大量脂肪的食物不适合孕妈妈食用。蜂蜜和麦芽糖等甜食都能缓解孕吐症状，晚上还可以将牛奶或饼干作为夜宵食用。

 少量多食

所有的食物都应当少量多食。有食欲时，应少吃，充分咀嚼。如果吃自己喜欢的食物，就会感到胃部非常舒服，并会对其他食物产生欲望。但需要注意的是，不能同时食用坚硬的食物和液体，应当在间隔一段时间之后分别食用。

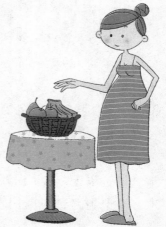

胎教第 **50** 天

感受古典音乐之美

提供良性的听觉刺激

古典音乐能提供胎儿良性的听觉刺激，对胎教有相当的助益。甚至有学者指出，古典音乐中特别是巴洛克时期的音乐，会促进大脑形成 α 波，使精神状态较易安定。研究显示，如对胎儿定期实施声音的刺激，如古典音乐和父母亲的轻声细语等，可以促进胎儿感觉神经和大脑皮层感觉中枢的发育。反复用相同的声音刺激，可在胎儿大脑中形成粗浅记忆，使得胎儿出生后听觉较为灵敏，奠定智能开发的基础。

使胎动变得有规律

关于胎儿能够听见母体以外的声音，许多孕妇都曾有类似的经验，比如当天空雷声大作、走在路上听到尖锐的汽车喇叭声或听见其他令人不愉快的噪声时，腹中的胎儿便容易受到惊吓而不安地惕动。相反，如果播放轻柔优美的古典音乐时，胎动就变得较为柔和而有规律。

在音乐中保持愉快的心情

孕妇的精神和情绪除了影响其本人之外，也会影响胎儿。悦耳的胎教音乐除了对胎儿有直接的影响外，亦可让孕妇的情绪处于稳定的状态，保持轻松愉快的心情，使身体内分泌系统协调，帮助胎儿在最佳环境中生长发育。孕妇若经常情绪紧张，身体便会释出肾上腺素，经由血液通过胎盘对胎儿造成不良的影响。有实验证明，孕妇如长期处在嘈杂不安的环境中，所生下的婴儿便可能体重较轻。

TAIJIAO MEI RI YI YE

胎教第 **51** 天

------ 安胎不可盲目从事 ------

什么时候需要安胎

孕妈妈在怀孕早期如果发现有阴道少量出血，时有时止，血色鲜红或者淡红，伴有轻微的下腹痛、腰酸下坠感等先兆流产时，须经专科医生检查后，在医嘱的指导下进行安胎，切不可盲目安胎。

安胎宜卧床静养

当出现先兆流产征象的时候，最好的方法是卧床休息。多卧床休息，不仅可以调养自己的身体，也可以让宝宝多吸取一些养分，让宝宝体重再多增加一点、各个器官发育更完善，等到"瓜熟蒂落"时。放松心情也是最好的安胎方法，避免过度的紧张和焦虑。

安胎治疗的方法

黄体酮具有保证胚胎发育、维持妊娠、抑制子宫平滑肌收缩、降低子宫紧张度的作用，因此，在怀孕早期，孕激素分泌不足的孕妇可以使用黄体酮保胎，也可肌肉注射绒毛膜促性腺激素治疗。进食维生素 E、维生素 C 及适量的吸氧有助于维持胚胎的发育。

进行相应的饮食调养

当孕妇发生阴道流血时，可根据不同的征兆进行相应的饮食调养。阴道出血量少而色淡的时候，可以用母鸡加阿胶、陈皮适量炖服，但胃口不好、大便烂或者腹泻者却不宜多吃；腰酸、腰痛明显的可用猪肾加杜仲、桑寄生适量熬汤喝；面色苍白或者萎黄、心慌、失眠者可用首乌或者桂圆适量，煮鸡蛋糖水，睡前进食为佳；胃口差、大便溏烂者可以用淮山药、莲子等煮粥喝；口干咽痛、口臭、便秘者可以用玉竹、麦冬煮汤喝。总之，孕妇应在医生指导下按体质选用。

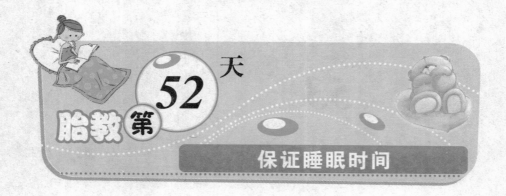

胎教第 **52** 天

保证睡眠时间

 保证充足的睡眠时间

女性在怀孕以后，为了给胎儿创造一个良好的环境，一定要保证充足的睡眠时间。孕妇的睡眠时间应比正常人多一些，每晚最少8小时，每日午间最好也能保证1~2小时的睡眠时间，但时间不宜过长。

 选择舒适的睡眠体位

妊娠早期，孕妇的身体变化不大，胎儿在子宫内发育仍居在母体盆腔内，外力直接压迫都不会很重，不必过分强调孕妇的睡眠姿势，可随意选择舒适的睡眠体位，如仰卧位、侧卧位均可。

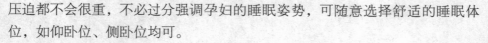

 养成良好的睡眠习惯

在怀孕期间，孕妇应养成良好的睡眠习惯，早睡早起，不熬夜，以保持充沛的精力。还要改变以往不良的睡眠姿势，如趴着睡觉或搂抱一些东西睡觉，因为趴着睡觉或搂抱东西睡觉可造成腹部受压，导致胎儿畸形，更严重的会导致流产。一般来说，怀孕的第一个月很难察觉，因此，最好在计划怀孕前就要养成良好的睡眠习惯，以免影响到胎儿的生长发育。

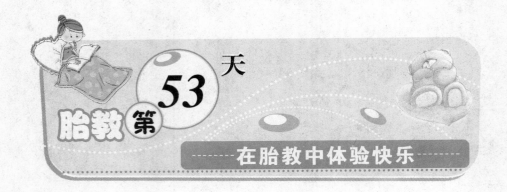

胎教第 **53** 天

在胎教中体验快乐

 在胎教中获得快乐体验

在实际的胎教实施过程中，孕妈妈自身的身心健康和快乐体验是最值得关注的。无论胎教的方法和过程有多么好，如果孕妈妈自身都不舒服且没有快乐和愉悦的体验，这种胎教是没有任何意义的。所以，胎教的首要目标是促进孕妈妈的身心健康，让孕妈妈在胎教的过程中获得积极轻松的情绪体验。

 促进心灵的交流

胎教的过程中准父母与胎宝宝的心灵交流是很重要的，为日后的早期教育及家庭教育做好铺垫。另外，在胎教过程中还可以为以后的亲子关系做好铺垫。

 营造祥和的家庭氛围

实际的胎教过程中有很多的环节是需要准爸爸一起参与进来的，并且还需要准爸爸在胎教的过程中体会孕育生命的快乐，以便在胎教的实施过程中增进夫妻感情交流，促进家庭和谐，为胎宝宝营造一个祥和的家庭氛围。

 帮助完善宝宝的人格

在胎教的实施过程中，是需要孕妈妈与准爸爸自身的一些素质来配合完成的。所以，胎教过程中还有一个更为重要的目标，便是促进准父母自身的心理成长，并从生理和心理的角度帮助宝宝性格和人格更加完善。

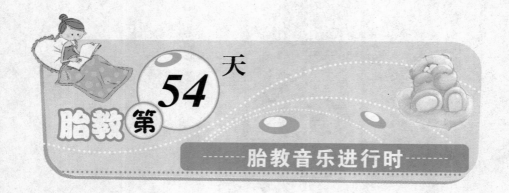

胎教第 **54** 天

胎教音乐进行时

 根据孕期调整内容

孕早期的 3 个月，宝宝的听觉器官开始发育，这时孕妈妈可以选择轻松愉快、诙谐有趣的音乐，帮助消除早孕的烦恼与不适，以获得最佳的孕期心情；当胎儿四个月大，进行音乐胎教时可以选择孕妈妈休息或吃饭时进行，在临睡前有胎动的情况下做更合适，每天两次，每次 10～15 分钟；孕中期宝宝听觉器官已经完全发育，这时胎教音乐内容可以更丰富些，增加轻松活泼、稍快节奏的乐曲，妈妈与宝宝互动，可以边做家务边听；孕晚期时，孕妈妈心理难免会紧张焦虑，而宝宝的听觉已经接近成人了，这时应该选择柔和舒缓、充满希望的乐曲，半躺在躺椅上或在床上听。

 想象和感受很重要

孕妈妈在聆听音乐时要加入自己的情感，诗情画意，浮想联翩，在脑海里形成各种生动感人的具体形象。同时全身放松，半坐半卧在摇椅上或一个舒适的地方，把手放在腹部注意胎儿的活动，并告诉宝宝"我们现在一起听音乐"。欣赏时可以随着动听的音乐节奏，想象着腹中宝宝迷人的笑脸和欢快的体态，在潜意识中同他进行情感交流。

 选好音乐胎教曲目

胎教音乐节奏不能太快，音量不宜太大，不要有突然的巨响。

胎教音乐中几种受欢迎的类别包括：中国传统名曲如《春江花月夜》《渔舟唱晚》《平湖秋月》等；童声如《春姑娘》《童年》《铃儿响叮当》等乐曲；巴洛克时期和古典主义时期的音乐，其音乐节奏与妈妈的心跳旋律接近，对胎儿和新生儿有启发和安抚的作用。

胎教第 **55** 天

警惕病毒的侵害

 感冒病毒的危害

普通感冒和流行性感冒都是由病毒引起的呼吸道传染病，一年四季都可发病，一般普通感冒对胎儿的影响不大，但如果较长时间体温维持在39℃左右，就有可能影响胎儿健康，甚至会出现畸胎的可能。

流感病毒传染性强，受感染后常会出现高热、头痛乏力等，症状一般较重，患者体力消耗大，恢复也慢，流感病毒不仅能使胎儿发生畸形，高热和病毒的毒性作用也能刺激子宫收缩，引起流产、早产。

 风疹病毒的危害

在孕早期感染风疹病毒，致畸率为20%～50%，还可导致流产、死胎、肝脾肿大等，有的还会在产后逐渐表现出来，如耳聋、白内障等。所以如果孕妇早期不幸感染了风疹病毒，就应该做人流。预防风疹应在孕前接种风疹疫苗。

 巨细胞病毒的危害

孕妇巨细胞病毒感染时，严重的可导致婴儿肝脾肿大、黄疸、血小板减少、小头畸形、视网膜脉络膜炎和视神经萎缩，存活者都有听力、视力、言语、智力障碍，亦可有其他精神发育障碍。

 单纯疱疹病毒的危害

单纯疱疹病毒可经胎盘传递而引起婴儿初生期疱疹感染，病毒可全身播散，可累及多个器官，肝、脾、肺、肠、肾上腺等均可出现灶性坏死。

胎教 第 **56** 天

准爸爸在胎教中的角色

主动承担家务

当妻子怀孕后，丈夫应该多承担一些家务劳动，以减少妻子对日常家务琐事的操劳，使她在体力上和精神上减少消耗，能够集中精力进行胎教。

不让妻子受精神刺激

在妻子怀孕之后，丈夫要时刻注意控制自己的情绪，并保持情绪稳定，即使遇到任何不愉快的事情，都不要发脾气，处处避免妻子受到不良的精神刺激。当妻子的心情不好时，应给予耐心的解释、安慰。经常陪同妻子到户外散散步，观花赏景，听听音乐，以保持妻子体内体外环境平衡，使妻子始终在轻松愉悦的气氛之中，经常保持愉快而稳定的情绪。不要与妻子讲恐怖故事，不同妻子看恐怖、惊险的影视和悲哀的戏剧，不做妻子看不惯的事，不说妻子不愿听的话。确实做到"互尊互爱，愉悦相处，胎教第一，风雨同舟，福禄与共"。

严格节制性生活

在孕期最好禁止性交，至少也应在怀孕最初3个月和最后2个月禁止性交。即使在妊娠中期几个月也应减少性交次数，更应注意性交前后的生殖器官的清洁卫生。由于在怀孕期间性交，很容易造成出血、感染、胎儿脑缺氧、影响大脑发育和智能以及引起流产等。因此，在孕期丈夫要控制自己的性欲，不性交，只过非性交的性生活，如抚摩、亲昵、接吻等。

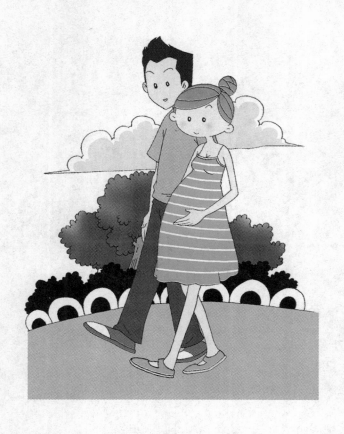

第3个月
让胎宝宝感受到浓浓的爱

胎教第 **57** 天

保持一个好心情

 情绪胎教

由于这段时间妊娠反应激烈，再加上孕期其他因素的影响，孕妈妈特别容易失眠，所以要采取一些措施来避免失眠。

⊙睡前避免进食糖和咖啡因含量高的食物和饮料，如蜂蜜、果汁、咖啡、可乐、茶等，也不要食用高盐食物和酒精，避免精力旺盛、口渴造成的失眠。

⊙多食用水果等富含钙、镁和维生素 C 的食物，如猕猴桃、葡萄、香蕉、苹果等。

⊙减少摄入动物性蛋白质，以及精制面包、白米饭等，以避免失眠。

⊙调整睡姿，尽可能采取左侧卧睡姿，并且注意下肢的保暖，避免因为血液循环不良而抽筋，影响睡眠。

⊙晚上可以喝一杯温牛奶，牛奶有利于安眠，但注意要提前两小时喝。

 知识胎教

胎宝宝之所以会看起来头大身子小是因为在受孕的最初几周内，大脑和头部的发育速度要远远超过身体部位的发育速度。而就整个头部而言，后脑勺的发育速度又要远远快于脑袋前部，所以这个时期胎宝宝看起来就会是头大身子小，这是很正常的。

胎教第 **58** 天

将爱收藏在日记本中

 日记胎教

到了这个月，孕妈妈或许还在为妊娠反应而苦恼，其实孕妈妈完全不必为此担心，只要能调整好生活及饮食规律，妊娠反应一定能得到缓解。

今天孕妈妈可以继续进行日记胎教，这对转移孕妈妈的注意力，改善身体不适相当有益。今天的日记胎教该记录些什么内容呢？

⊙写下妊娠反应的高潮时期。

⊙记录下妊娠反应期间的饮食状况及生活规律。

⊙记录下妊娠反应最强烈时的一些症状及感受。

⊙记录下采用什么方法能缓解妊娠反应。

在以后的孕检中，孕妈妈可以将这份日记拿给为自己诊断的医生看，这对医生正确掌握妊娠信息非常有帮助。

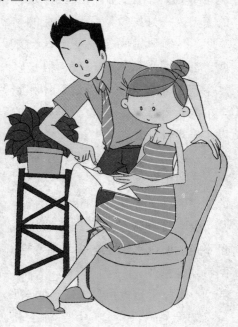

TAIJIAO MEI RI YI YE

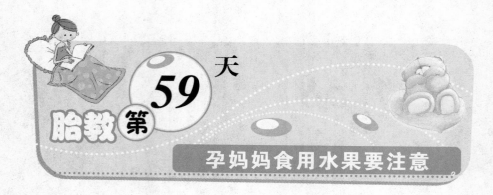

胎教第 **59** 天

孕妈妈食用水果要注意

 营养胎教

☞水果不能代替正餐

水果含有丰富的维生素，但是它所含的蛋白质和脂肪却远远不能满足孕妈妈子宫、胎盘及乳房发育的需要，在妊娠反应仍然存在的孕3月，很多孕妈妈都吃不下什么东西，都想用水果代替正餐，但是以水果代替正餐并不能满足母体和胎宝宝的营养需要。因此孕妈妈不能以水果代替正餐。

☞水果要吃，蔬菜也要吃

水果中维生素的含量没有蔬菜的含量高，如果完全用水果代替蔬菜，会直接导致孕妈妈维生素摄入量不足。所以水果要吃蔬菜也要吃，两者同样重要。

☞不能过量食用含糖量高的水果

如果孕妈妈大量食用含糖量高的水果，再加上孕期运动量减少、体重增加，很可能导致孕妈妈血糖升高，使孕妈妈患上妊娠糖尿病，这对孕妈妈和胎宝宝都有严重的危害。

☞不宜过多食用山楂和桂圆

孕妈妈最好不要过多食用山楂和桂圆，它们对胎宝宝或多或少都有不利影响。山楂有收缩子宫的作用，可能会对胎宝宝不利，对需要保胎的孕妈妈更加不利，如用食用过多可能会导致流产；桂圆性温热，孕妈妈过多食用会产生内热，导致大便干燥、口干等现象。由此看来，山楂和桂圆这两种水果都不适合孕妈妈过多食用。

☞吃完水果后最好漱口

孕妈妈在吃水果后要记得漱口，因为水果一般都含有发酵类能量物质，对牙齿有较强的腐蚀作用。因此吃完水果后最好漱口。不然残留在口腔中的水果残渣会造成龋齿。

胎教第 **60** 天

跟胎宝宝说话要注意

 语言胎教

孕妈妈和准爸爸在给胎宝宝进行语言胎教时也是有很多注意事项的，可以按照下面的几点去做。

☞语速最好要慢一点

研究证明，语速快的人的声音难以传递到胎内，一般女性和孕妈妈的高声调尤其如此，对胎宝宝说话时应当慢条斯理，这是对话胎教的要点之一。此时，胎宝宝听觉系统正在发育，与胎宝宝说话更要放慢语速，这对刺激胎宝宝的听觉神经非常有益。

☞说话时感情最好丰富一点

如果在声波上载满情感，虽然音的波动相同，但是却会产生几倍的能量。对胎宝说话时，最好带着"我想给宝宝讲这个故事，送给他特大的喜悦"或"宝宝，我们一起开心啊"的情绪。说话时应张大嘴，准确地发音。

胎教第 **61** 天

美妙音乐促进胎宝宝发育

 音乐胎教

有专家指出，优美健康的音乐，能改善胎盘供血的状况，促进胎宝宝发育。和谐悠扬的乐曲可以安定孕妈妈的心率、情绪及呼吸的频率，给胎宝宝创造一个良好的内环境。下面介绍一下音乐胎教的理论基础。

☞音乐能影响神经元的发育

脑神经元表面有一大的分支称为轴突，下面分布着很多小的分支，两个神经元之间依靠轴突、树突相互接触而传递冲动，其接触的部位称为突触。

研究证明，音乐可以使胎宝宝的脑神经元增多，树突稠密，突触数目增加，甚至使本无关联的脑神经元相互连通。

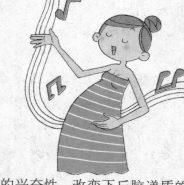

☞声学基础理论

有益的声音能带来有益的刺激，它通过听觉中枢传导系统作用于大脑，引起神经细胞的兴奋性，改变下丘脑递质的释放，从而调节内分泌系统及自主神经系统的活动，促使人体分泌一些有益健康的激素、酶、乙酰胆碱等，使机体保持在健康状态。

有些的古典音乐、世界名曲，都可以使人心胸坦然，心情愉悦，给人予美好的遐想。给人以一种无形的宽慰，可用于胎教。

胎教第 62 天

与潜在危险保持距离

营养胎教

现在可乐之类的碳酸饮料越来越受人们的欢迎，每当燥热或口渴的时候，喝上几大口真是惬意又痛快。但是孕妈妈要特别注意的是，如果怀孕前特别喜欢可乐等碳酸饮料，怀孕后最好少喝，尤其是怀孕初期更不能喝，否则会导致胎宝宝发育障碍。

由于碳酸饮料都含有一定量的咖啡因，咖啡因能迅速通过胎盘作用于胎宝宝。所以孕妈妈如果大量饮用碳酸类饮料就会使胎宝宝直接受到咖啡因的不良影响，甚至造成先天性疾病。

音乐胎教

这个时期进行音乐胎教的时间最好慢慢延长，不要一次听太长时间。给胎宝宝听音乐的时间开始为 3~5 分钟，胎宝宝逐渐适应之后可以延长至 7~8 分钟，时间过长也不好。

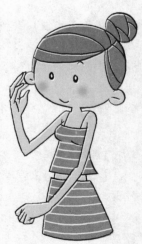

TAIJIAO MEI RI YE

胎教第 **63** 天

孕期营养美食

 奶油白菜

【原料】白菜、高汤、盐、淀粉、牛奶、食用油各适量。

【做法】将洗好后的白菜切成 4 厘米长的小段。

锅中放油，油热后将白菜放入，加入高汤，烧至七八成熟，放入盐。

将淀粉用少量水调匀，再加入牛奶混匀，倒在白菜上成为乳白色汁液，烧开即成。

营养盘点：白菜含有较多的维生素 C 和矿物质以及膳食纤维。维生素 C 可以提高免疫力，让孕期的妈妈少生病。牛奶的营养仅次于母乳，并易于消化。牛奶和白菜搭配，营养较全面，且清爽可口，并有利于产后乳汁分泌。

 菠菜鱼片汤

【原料】鲫鱼 1 条，菠菜、火腿、姜片、葱段、料酒、盐、食用油各适量。

【做法】鱼去鳞、内脏洗净后切成 0.5 厘米的薄片，用少量盐、料酒腌半小时。

炒锅加油，待油烧至五成热时下入姜片、葱段，爆出香味后再下鱼片略煎。

加入适量清水、料酒，用大火煮沸。

转用小火焖 20 分钟，在此过程中将菠菜洗净，用热水焯好后切段，火腿切末。

将菠菜段、火腿末下锅，放盐，盛入汤碗。

营养盘点：鲫鱼可以健脾胃、止咳嗽、通乳汁，促进产后乳汁分泌。

胎教第64天

纠正不良的饮食习惯

孕妇不宜偏食

孕妇如果偏食，可使体内长期缺乏某些营养物质或微量元素，造成营养不良，使妊娠并发症的发生率增加，如贫血或骨质软化症等。同时，母体不能为胎儿生长发育提供所需要的营养物质，可造成流产、早产、死胎或胎儿宫内发育不良等。所以孕妇饮食应该多样化，保证营养全面均衡，以保证妊娠期间母体与胎儿充足的营养供应。同时也可使产后乳汁分泌充足、身体健康，更能使宝宝发育良好，出生后健康成长。

孕妇进食不宜狼吞虎咽

人在进食时，慢慢咀嚼食物，可以使消化液的分泌增多，这对人体摄取食物营养有利。而吃得过快、食物嚼得不精细，不能使食物与消化液充分接触，食物未经充分咀嚼就进入胃肠道，食物与消化液接触的面积会大大缩小，会影响食物与消化液的混合，有相当一部分食物中的营养成分不能被人体吸收。此外，有时食物咀嚼不够，还会加大胃的消化负担或损伤消化道黏膜，使消化液分泌较少，易患肠胃病。

胎教第 **65** 天

孕期做好 B 超时间表

 孕早期的 B 超检查

孕早期是胎儿各器官形成的关键时期，通常是不需要 B 超检查的，但如果孕期出现腹痛、阴道流血、胎动频繁、减少等异常，就需要到医院进行 B 超检查。

阴道流血及腹痛者，须排除异常妊娠，如宫外孕、葡萄胎。

孕前或早孕时有盆腔包块或子宫肌瘤的病人。需要 B 超检查协助诊断，为今后的治疗提供依据。

停经时间不清，根据症状、体征很难正确估计孕周者。一般放在孕 10 ~ 13 周检查较为合适。

 孕中晚期的 B 超检查

孕中晚期胎儿各器官已经形成，B 超检查还是相对比较安全的。

孕 20 周左右观察胎头、脊柱、心脏、肺、胃肠、双肾、膀胱、外生殖器、四肢，此时，胎儿四肢舒展，是四肢等大的畸形检查的最佳时期。

孕 24 ~ 32 周重点观察胎儿鼻唇部、心脏。可发现鼻唇部、心脏的畸形情况。

足月妊娠（孕 37 ~ 41 周）注重胎位、脐带、羊水、胎盘分期、估计胎儿大小，通过脐血流了解胎儿安危。

 高危孕妇的 B 超检查

有下列高危因素的孕妇更有必要在 24 ~ 28 周进行胎儿超声心动检查：

有先天性心脏病史者。

母体患糖尿病、结缔组织疾病。

妊娠期母体接触过特殊药物或受到感染。

高龄孕妇既不正常孕产史。

胎儿心律失常、胎儿水肿、染色体异常。

胎教第66天

胎教一定要持之以恒

信心不足是胎教的大敌

胎儿的每一点每一滴的变化，孕妇不能目睹，也就很难知道自己所做的一切对胎儿到底起多大作用。于是，孕妇做过一段时间之后，那些没有耐性的孕妇，其热情就降低，也有半途而废者，这样，胎教自然不会成功。在日常生活中，信心不足的人很多，这些人是很难把事情做成功的。信心不足同样是胎教的大敌。凡事总抱怀疑心理的人，多是那种信心不足的人。孕妇要树立持之以恒的信心，要做的事，就坚持到底。

胎教之前先教己

知道自己是没有耐性的人，一定在做事情之前，告诫自己坚持始终。如果怕坚持不下来，可请丈夫帮忙，让丈夫时时提醒自己，鼓励自己。胎教的过程，也是孕妇自身磨炼性情、提高修养的过程。胎教是一门"命"、"性"双修的课程，"命"是指人的活动机体，"性"是指人的品性，即一个人的性格品质，道德修养。胎教提倡孕妇首先自身修身养性，然后才能对胎儿施以积极的影响。换句话说，胎教的过程，同时也是孕妇在不断克服自身缺点和不足的过程。

持之以恒是胎教成功的保证

一天两天的胎教不足以和胎儿建立起彼此间的互动与反应，胎教需坚持长久，有规律地去做，才能使胎儿领会到其中的含义，并积极地响应。母亲和胎儿相互配合，相互协作，乐趣无穷。在这种乐趣中，胎儿的发育得到激励，胎儿的心智发展得到激励。孕妇只有在胎教中坚定信心，并做到持之以恒，才是胎教成功的保证。

胎教第 **67** 天

微量元素让宝宝更漂亮

使宝宝的肤色细白红嫩

有的父母肤色偏黑，孕妈妈就可以多吃一些富含维生素 C 的食物。因为维生素 C 对皮肤黑色素的生成有干扰作用，从而可以减少黑色素的沉淀，使日后生下的婴儿皮肤白嫩细腻。食物中维生素 C 含量丰富的有番茄、葡萄、柑橘、菜花、冬瓜、洋葱、大蒜、苹果、梨、鲜枣等，其中尤以苹果为最佳。苹果富含维生素和苹果酸，常吃不仅能使皮肤变得细白红嫩，更对贫血的女性有极好的补益功效，是孕妇的首选水果。

让宝宝皮肤细腻有光泽

如果父母皮肤粗糙，孕妈妈应该经常食用富含维生素 A 的食物，因为它能保护皮肤上皮细胞，使日后孩子的皮肤细腻有光泽。这类食物包括动物肝脏、蛋黄、牛奶、胡萝卜、番茄以及绿色蔬菜、水果、干果和植物油等。

培育光泽油亮的乌发

如果父母头发早白或者略见枯黄、脱落，那么，孕妇可多吃些含有 B 族维生素的食物。比如瘦肉、鱼、动物肝脏、牛奶、面包、豆类、鸡蛋、紫菜、核桃、芝麻、玉米以及绿色蔬菜，这些食物可以使孩子的发质得到改善，不仅浓密、乌黑，而且光泽油亮。

拥有明眸和良好的视力

为了使宝宝拥有良好的视力，孕妇可以多吃些富含维生素 A 的食物，比如动物肝脏、蛋黄、牛奶、胡萝卜、苹果等。其中尤以鸡肝含维生素 A 最多。

胎教 第 **68** 天

清除口中异味

补充水分避免口腔异味

有些孕妈妈在怀孕期间容易感到口干舌燥，这类型的孕妈妈，因为唾液的分泌量减少，会引起口中细菌过度生长而发生口臭，造成口气不佳。因此，孕妈妈应注意对水分的补充。

有规律地刷牙、漱口

怀孕后味觉变化，较易感到味淡而苦，这是因为味蕾的敏感度下降所致。味蕾通常对酸、甜或较刺激且口味重的食物敏感，因此有些孕妈妈会偏好气味较为强烈的食物，如大蒜、洋葱、咖啡、辣椒等，使味觉持续停留在所用的食物上，也可能因此造成严重的口臭。因此，随时注意口腔的卫生保健，正确而

有规律地刷牙、漱口，对于孕妇来说非常重要。

清洁舌苔除口腔异味

当嘴巴出现怪味时，孕妈妈在刷牙后可以顺便清洁一下舌苔，并彻底清除残留在舌头上的食物，有助于消除口腔内的异味，并可恢复舌头味蕾对于味道的正确感觉，而不至于对食物口味越吃越重。

时常漱口除去异味

孕妈妈可以时常漱口，将口臭的气味去除，也可以准备一些降火的饮料或茶水、果汁等，以除去口腔中的异味，并且同时注意饮食前后的口腔卫生，让难闻的口气无处可躲。

胎教第 **69** 天

孕期体重的标准

孕期各类体型体重增长标准

一般正常人的标准体重值，等于身高减去 105，在这个基础上可上下浮动 10% 左右。瘦型女性怀孕后，她在怀孕后应增加比体重正常者或超重者更多的重量，其理想体重是在原体重上增加 14 ~ 15 千克为正常；而对一个怀孕前中等或稍微肥胖的女性来说，身体增重 9 ~ 10 千克较为合适；孕前极度肥胖的妇女以增重 7 ~ 8 千克为好。

孕期各阶段体重的增长特点

一般孕妇从怀孕到足月妊娠分娩时，理想的体重是在原体重上增加 12 千克左右，在增加的这 12 千克中，胎儿的体重占 3 千克左右，胎盘和羊水约是 2 千克左右。从怀孕的进程上来说，孕早期胎儿生长发育比较缓慢，孕妇的机体还处于生理调整过程，这时对膳食中的热量需求与孕前基本一样，无须急于增加营养。到了孕中期以后，孕妇早孕反应停止，食欲大增，胎儿生长发育加快，还有母体血容量增加，孕妇子宫和乳房的增长，还有脂肪的储存，增重加快。孕晚期主要是胎儿和胎盘，还有羊水的增加。

孕期各阶段体重增加的标准

孕妇体重增加的"速度"与增加的"重量"一样重要。最理想的体重是在孕早期（怀孕 3 个月以内）增加 2 千克，中期（怀孕 3 ~ 6 个月）以及末期（怀孕 7 ~ 9 个月）各增加 5 千克，前后共 12 千克。如果整个孕期增加 20 千克以上或孕妇体重超过 80 千克，都是危险的信号。

胎教第 **70** 天

准爸爸应该这样做

保护不宜过度

在妻子的怀孕前后，身体和心理上的负担都会加重，准爸爸此时需要对孕妈妈加以适当的保护，但要注意不要对孕妈妈过度保护。一些丈夫在孕妈妈怀孕后把家务事全包下来，甚至让孕妈妈请长假在家休息，更有甚者，因为怕孕妈妈出门受凉、挤着、碰着，索性将孕妈妈成天关在家中。这种过度的保护对孕妈妈是弊多利少。因为孕妈妈需要适度的活动，这样有利于保护孕妈妈良好的心理状态，缓解妊娠和分娩引起的压力。适当的锻炼还能增强体质，特别是增强腹肌和骨盆肌肉的力量，有助于以后顺利分娩。孕妈妈活动过少加上充足的营养，易导致妊娠肥胖症，这对孕妈妈的健康和胎宝宝的发育都有不利影响。

不要给妻子压力

女人都是很敏感的，要知道，有时候丈夫的不妥言行会给孕妈妈造成精神压力。有的丈夫希望妻子生个男孩儿，所以就常跟妻子说："一定替我争口气，生个男孩儿。"由于妻子害怕自己生的孩子不能满足丈夫的要求，所以总会很担心，吃不好，睡不香，会给孕妈妈带来很大的压力，这对孕妈妈和孕育来说是很不利的。

不要让自己"出轨"

有的丈夫生性风流，喜欢往女人堆里钻，甚至出现精神或肉体上的出轨，这也会让孕妈妈感到恐慌和愤怒，孕育期是许多丈夫的"出轨"期，所以，对于女性来说更看重此问题。因此，做丈夫的应注意行为检点。要知道，妻子孕育不容易，不要做对不起妻子及孩子的事情，避免破坏家庭幸福。总之，做丈夫的要注意自己的一言一行，让妻子在你的细心呵护、关怀下平安孕育，这才是作为一个丈夫应尽的责任和义务。

胎教第 **71** 天

孕妈妈办公室巧运动

 午餐后适当散步

在办公室工作了一个上午，孕妈妈可以利用午饭后的时间出去走走，不但能达到运动的目的，同时也能借此机会放松工作带来的压力。尤其是在阳光下散步，不仅可以借助紫外线杀菌，还能使皮下的脱氢胆固醇转变为维生素 D，能够促进肠道对钙、磷的吸收，对胎宝宝的骨骼和大脑发育特别有利，更会使你的心情舒畅，告别郁闷情绪。

 做孕妇体操

有条件的话，可以在办公室做孕妇体操，帮助孕妈妈有目的、有计划地进行锻炼，有利于日后分娩以及产后的恢复。每次锻炼所持续的时间，应该以不感到吃力为限。如果原来有颈椎病，做某些动作感到恶心、眩晕，就要立即停止，并马上找地方坐下来休息，防止晕倒。怀孕月份越大越要缓慢地做，不能过度运动。

 站在办公桌边的运动

在自己的身体还算灵活的时候，可站起来收拾办公桌、扫地、擦桌子，还可以站在桌边做一些运动：手扶椅背，慢慢吸气；手臂用力，使身体重力集中于椅背；脚尖立起，使身体抬高；腰部挺直，下腹部靠紧椅背；慢慢吐气，手臂放松，脚还原。这个运动能够减轻孕妈妈的腰部酸痛，增强腹压及会阴部的弹性。

胎教第 **72** 天

给胎儿进行美学胎教

TAIJIAO MEI RI YE

 ### 融入美的旋律

对胎宝宝进行音乐美学的培养可以通过心理作用和生理作用这两个途径来实现。

心理作用方面：音乐能使孕妈妈心旷神怡、浮想联翩，从而使其情绪达到最佳状态，并通过神经系统将这一信息传递给腹中的胎宝宝，使其深受感染。同时，安静、悠扬的音乐节奏可以给胎宝宝创造一个平静的环境，使躁动不安的胎宝宝安静下来，使他朦胧地意识到世界是多么和谐，多么美好。

生理作用方面：悦耳动人的音乐能激起母亲自主神经系统的活动，由于自主神经系统控制着内分泌腺，使其分泌出许多激素，这些激素经过血液循环进入胎盘，使胎盘的血液成分发生变化，有利于胎宝宝健康的化学成分增多，从而激发胎宝宝大脑及各系统的功能活动。

 ### 享受美的感染

孕妈妈要有良好的道德修养和高雅的情趣，知识广博，举止文雅，具有内在的美。其次，颜色明快、合适得体的孕妈妈装束，一头干净、利索的短发，再加上面部恰到好处的淡妆，更显得精神焕发。近期有研究结果证明，孕妈妈化妆打扮也是胎教的一种，使胎宝宝在母体内受到美的感染，从而获得初步的审美观。

 ### 感受大自然的美

孕妈妈应多到大自然中去饱览美丽的景色，多看看美丽的花草，以调节情趣，这样可使孕妇心情舒畅，促进机体阴阳气血平和，使胎儿处于最佳的生长环境。这样既可以促进胎宝宝大脑细胞和神经的发育，又可以让胎宝宝去感受大自然的美。

胎教第 **73** 天

保证孕产顺利的营养素

 蛋白质

在怀孕的早、中、晚期，孕妇每天应分别额外增加蛋白质约5克、15克和20克。在增加蛋白质摄入量的同时，还要注意提高蛋白质的质量，多摄入优质蛋白质，如鱼、蛋、奶及豆类制品。如果膳食中蛋白质供应不能满足孕妇的需要，易使孕妇体力衰弱，胎儿生长缓慢，产后体力恢复迟缓、乳汁稀少，对母子身体都有不良影响。

 脂肪、糖类

☞脂肪

在胎儿脑及神经系统发育时，需要适量的必须脂肪酸构成其固体成分，所以，妊娠过程中，必须有脂肪摄入及储备。但不是一味多吃猪牛羊肉，应该多吃鱼肉及坚果类，这样可以补充更多的不饱和脂肪，以防止因为脂肪摄入过多引起孕妇过度肥胖及相关疾病的发生。

☞糖类

胎儿的脂肪氧化酶活力很低，几乎无法利用脂肪功能，所以，葡萄糖是提供胎儿能量的唯一来源。如果孕妇的摄入量不足，就必须节省自己需要的葡萄糖来满足胎儿的需要，同时不得不氧化脂肪和蛋白质来供能，这样容易出现酮症或酮症酸中毒。因此，孕妇每天至少要摄入150~250克的糖类，同时，糖类占总摄入能量的60%左右为宜。

 矿物质、维生素

☞矿物质

我国孕妇钙的供给量标准为：4~6个月时为600毫克/日，7~9个月时为1500毫克/日。对孕妇铁的供给量标准为：18毫克/日，比一般人多3毫克/日。

☞维生素

孕妇对维生素的需要量要比平时高，因为其充足与否与孕妇发病率、流产、早产等都有关系。例如维生素D，每日应供给10微克；维生素B_1，每日的供给量应为1.8毫克；维生素C，每日供给量应为100毫克左右。

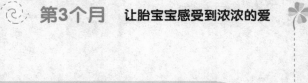

胎教第 **74** 天

日常起居防流产

防止流产的生活守则

那么，如何尽量避免意外流产的发生呢？专家提醒孕妈妈应注意以下事项：

孕早期在整理家务时，以不感到疲劳的程度为宜。对于清扫洗手间和阳台等重体力劳动，应托付给丈夫或其他人。

不要提重物，在逛商场或超市时，东西最好让其他人拎。不要长时间站着做事情。长时间站着从事劳动，腰部和背部会受累，有可能导致子宫收缩。在公司上班时，也应找些时间适当休息。

对于有可能受到惊吓和打击的事情，应避开，比如蹦迪等刺激性的活动。外出时，应穿舒适、便利的服装以及平跟鞋，以免滑倒。

避免过于激烈的运动，同时还应避免对腹部产生强烈冲击的动作。

怀孕期间应注意休息，防止过度劳累。不要持重远行，不要登山爬树，防止闪挫跌扑。如有阴道出血症状，应绝对卧床静心疗养。

避免强烈精神刺激（如大惊、大悲、大怒等），保持情绪稳定。

孕妇饮食宜清淡，易于消化，且富有营养。忌食辛辣刺激性食物，多吃新鲜蔬菜和水果，保持大便通畅。因大便干结时，用力排便，腹压升高，会引起阴道出血。

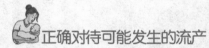
正确对待可能发生的流产

胎儿在 3 个月前尚属不稳定时期，这时母亲干重体力活、剧烈地运动或不小心摔倒都容易引起流产。据统计，每 10 名怀孕妇女中总有 1 个以上要流产。除了因意外因素导致流产外，一般都是因为受精卵本身有缺陷，失去了继续发育生长的能力，优胜劣汰，这是自然法则。据统计，人类妊娠中胎儿异常发生率约占 20%，但是到了分娩时已减少约 0.6%，这就是说，发育不良的胚胎大多数通过流产而被自然淘汰，由此可见，从某些方面来说，流产是件好事而非坏事。

胎教第 **75** 天

吃出健康聪明的宝宝

 健脑的海带

怀孕 3 个月后，婴儿脑细胞开始进入发育的高峰期，孕妈妈适当多吃些含碘丰富的食物，用以补充胎儿对碘的需要，促进胎儿甲状腺的合成。尤以海带为最佳，海带含有丰富的蛋白质、脂肪酸和钙、铁等微量元素。食用海带不仅可以补碘，还可以促进人体新陈代谢、提高机体抗感染能力，起到补脑健脑的作用。

 促进大脑发育的鱼和核桃

有这样一种通俗的说法，孕妇吃鱼和核桃可以让婴儿更聪明。从补充 DHA 上来讲，吃鱼和核桃确实能让胎儿大脑发育的更好。因为鱼和核桃都含有大量的 DHA，它是大脑和视网膜的重要构成部分。但是核桃等干果类脂肪和热量含量比较高，每日控制在 30 克以内为宜。

 促进积极情绪的巧克力

巧克力中含有缓解紧张、促进积极情绪的化学成分，这些成分被孕妇吸收后又输送给胎儿，从而对胎儿的情绪产生积极影响。虽然可能有其他因素的影响存在，但这对于喜欢吃巧克力的孕妇来说无疑是个好消息，不过巧克力也要适量不要吃得太过才好。

胎教第 **76** 天

不可忽视孕期检查

重视身体检查

孕早期检查能够确定子宫大小与停经时间是否相符，从而了解到胚胎的发育情况，并且可以发现生殖器官的异常及妇科疾病等。此次检查十分重要，孕妈妈一定要充分重视。一般第一次检查首先要做一个全面检查，医生会先了解孕妈妈的饮食习惯、生活规律、既往病史等各种小细节，这是为了及时发现问题，以及安抚无故紧张的孕妈妈。确定怀孕之后，应按照和医生约定的日期定期接受产前检查。

心、肺、血压、体重检查

医生会为孕妈妈检查心脏、肺，测量动脉血压，以确定孕妈妈身体的总体状况。还会为孕妈妈称体重，检查脊柱，看是否脊柱侧弯，同时给一些建议，以减少孕期经常出现的背痛。

尿液检查

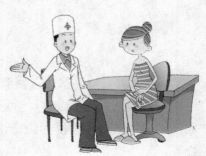

尿液检查当即可拿到结果，主要检查尿液里面是否含有蛋白和糖分。尿液检查每次产检都要做。

胎教第 **77** 天

谨防维生素补充过量

 ## 维生素 A

孕妇若超量服用维生素 A，不仅可能引起流产，而且还可能发生胎儿神经和心血管缺损及面部畸形。除非已确诊患有维生素 A 缺乏症，才需要额外补充。一般来说，每日合理的膳食可提供 5000 ~ 8000 国际单位的维生素 A，这不仅能充分满足孕妇每日所需，而且也已达到了哺乳期妇女每日 8000 国际单位维生素 A 的需要量。

 ## 维生素 C

孕妇如果每日过量摄入（超过 1000 毫克）维生素 C 会影响胚胎发育，因为大剂量的维生素 C 易使体内形成 "酸性体质"，这不利于生殖细胞的发育，而且长期过量服用还会使胎儿在出生后发生坏血症。

 ## 维生素 D

维生素 D 补充过多，如每日超过 15 毫克，则容易造成软组织的钙化。另外，各种营养素之间都存在协同或拮抗作用，如孕妇在补钙时适当补充一些维生素 D 可帮助钙的吸收。但是，如果过量服用维生素 D，有时甚至会引起胎儿的高钙血症，严重者造成主动脉和肾动脉狭窄、高血压和智力发育迟缓等。

胎教第 **78** 天

------ 最好的沟通是抚摩 ------

TAIJIAO MEI RI YI YE

 爱抚你的宝宝

一般到了快结束孕早期的时候，抚摩胎教就可以开始进行了。在胎儿发脾气胎动激烈时或在各种胎教方法之前可应用抚摩胎教。具体操作方法是：全身放松，呼吸匀称，心平气和，面部呈微笑状，双手轻轻放在腹部的胎儿位置上，双手从上至下，从左至右，轻柔缓慢地抚摩胎儿，感觉好像真的在爱抚可爱的小宝宝，感到喜悦和幸福，默想或轻轻地说"宝宝，妈妈跟你在一起""宝宝好舒服，好幸福""宝宝好聪明好可爱"；每次 2 ~ 5 分钟。抚摩进行当中，孕妈妈的温柔与爱心是最重要的，一定要带着对胎宝宝的无限温柔与母爱去进行，让胎宝宝感觉到这份浓浓的爱意，可以促进宝宝感觉系统协调发展，让他获得安全感，并且对塑造胎宝宝的良好性格也有帮助。

 抚摩时的注意事项

毕竟腹内的宝宝过于娇嫩，孕妈妈在进行抚摩胎教的时候，还是有些事情需要特别的注意。

抚摩及按压时动作要轻柔，以免用力过度引起意外。

有的孕妈妈在孕中后期经常会有一阵阵的腹壁变硬，可能是不规则的子宫收缩，此时千万不可进行抚摩胎教，以免引起早产。

如果孕妈妈有不良产史，如流产、早产、产前出血等，则不宜使用抚摩胎教，可用其他胎教方法替代。

进行抚摩胎教时，如能配合对话胎教等方法，效果会更佳。

抚摩胎宝宝时，孕妈妈要避免情绪不佳，应保持稳定、轻松、愉快、平和的心态。

抚摩胎教应有规律性，坚持在固定的时间进行，这样胎宝宝才能心领神会地在此时间里做出反应。

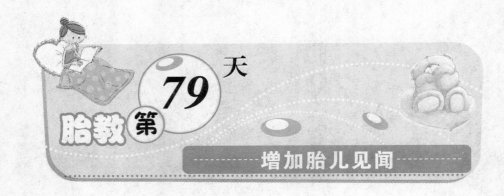

胎教第**79**天

增加胎儿见闻

 行为胎教

孕妈妈每天都要进行胎教，当然还需要有一段时间静养。但是，孕妈妈的家务事常常也有很多。如果孕妈妈每天忙于做家务，并且在做这些事的时候心里不高兴，胎宝宝也会受到影响。因此，孕妈妈必须认识到，巧妙地处理好家务事也是进行胎教的一个基本要点。

在日常的生活中孕妈妈可以自己总结一些小窍门，比如孕妈妈可以事先把每日的打扫工作、食谱及外出计划定下来。比如说：星期一，打扫起居室、卧室外的地毯和家具；星期二，打扫和整理厨房；星期三，冲洗厕所和浴室；星期四，擦窗户和门框；星期五和星期六外出购物。事实上，只要制定一个日程表，那么，所有这些问题都能迎刃而解了。

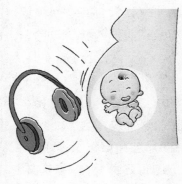

 音乐胎教

莫扎特效应简单来说就是听莫扎特的音乐可以增进脑力或记忆力。有专家曾做过实验，实验结果证明，聆听 10 分钟莫扎特奏鸣曲就有增长智力的效果。尽管有人对这一结果举出了反例，说明所谓的莫扎特效应并无事实基础，但大家对这个效应仍然保持高度兴趣，所以还是值得一试的。

胎教第 **80** 天

让胎儿从艺术中感悟美

 音乐之美

舒缓而优美的音乐能使孕妇心旷神怡，从而使其情绪达到最佳状态；而安静、悠闲的音乐节奏可以给宝宝创造一个平静的环境，使躁动不安的宝宝们安静下来，使他们朦胧地意识到世界是多么和谐，多么美好。如《春江花月夜》《江南好》《春天来了》《喜洋洋》《步步高》《好花月圆》等都是我国经典名曲，在孕妈妈欣赏的同时，也是给胎宝宝传达一份传统的喜悦。

 绘画之美

绘画传达了画家的一种理想，一种美的象征。这也是近年来广受关注的新一代胎教方式。孕妈妈们从名画中品味出圆润的线条、色彩的搭配、整体意境的营造，从一种静态的、已经定格的美丽画面中感受艺术的气息，感受到艺术家们所表现出来的美好世界。

 舞蹈之美

欣赏舞蹈也是一种很好的胎教方式。在欣赏舞蹈时，舞者优美的肢体动作与美妙的音乐旋律，能给予孕妈妈和宝宝美的享受、美的陶冶。除了能给孕妈妈带来艺术上的享受外，还有助于降低怀孕期的各种压力与烦恼，调理孕妈妈的情绪，给孕妈妈带来心理上的益处。

 文学之美

文学可以丰富人生，可以提升休养，在纷杂的现代社会，优美的文学作品就好像是隐匿在山洞中的世外桃源，可以让压力过重的现代人体会一点"采菊东篱下"的悠然自得。孕妈妈读一些优美的散文或是诗歌，可以起到减轻压力、平缓情绪的作用，同时还能给子宫中的宝宝以美的享受。

胎教第 **81** 天

孕期注意开车安全

孕期开车安全守则

如果孕妈妈只是上下班时开车，并没有太多妨碍。如果孕妈妈是以开车为职业的，那最好在孕期先放弃这份工作。因为长时间固定在车座上，孕妈妈盆腔和子宫的血液循环都会比较差。开车还容易引起紧张、焦虑等不良情绪，不利于胎宝宝的生长发育。而且，现在路上车多人多，路况比较复杂，一旦遇到紧急刹车，方向盘很容易冲撞腹部，引起破水。所以，如果孕妈妈是自驾车上下班，那就要遵循"孕期开车安全守则"：

每天连续驾车不要超过 1 小时；
不要在高速公路上行驶；
时速不要超过 60 公里；
绑好安全带；
怀孕 32 周以上的孕妈妈不要开车。

开车出行的四大注意

如果孕妈妈一定要开车出行时，就要注意以下几点：

绝对禁止他人在车内吸烟；
尽可能避开交通堵塞；
安装防晒窗帘以缓和阳光照射；
孕妈妈很容易双下肢水肿，尤其是长时间保持坐姿时，这时可以在脚下铺一块踏垫或准备一双软拖鞋，以便脚胀时能将鞋脱掉。

开车门注意事项

⊙错误方法：大部分汽车的后备箱盖被拉开后会自动弹起，沉重的箱盖正好弹在猝不及防的孕妈妈腹部。

⊙正确方法：直接打开后车门取放物品。

系安全带要小心

⊙错误方法：安全带直接勒压腹部，一旦发生紧急情况会对子宫产生强大压力，造成流产。

⊙正确方法：将横带尽量拉下，避开腹部，贴在耻骨、腹股沟的位置。

胎教第 **82** 天

补充热量与水分

摄入足够的热量

此时，保证孕妇热量供应极为重要，如果孕期热量供应不足，母体内储存的糖原和脂肪被动用，孕妇就会表现为消瘦、精神不振、皮肤干燥、骨骼肌退化、脉搏缓慢、体温降低、抵抗力减弱等。据研究，孕妇膳食中热量的摄入量直接影响胎儿的生长发育，摄入量少可使出生胎儿体重低，因此，孕妇应摄入足够热量，且保持血糖处于正常水平。

热量主要来源于脂肪和糖类。脂肪主要来源于动物油和植物油。

孕妇热量的需要量应随着怀孕中基础代谢的增加、胎儿和胎盘的生长发育、母体有关组织的增大以及体重的增加而增加。孕早期基础代谢增加不明显，胚胎发育缓慢，母体体重、乳房发育变化很小，所以热量的摄入量只要比未孕时略有增加就可以满足需要。

孕妈妈补水有学问

水是人体必需的营养物质，约占人体总重量的60%。它能够参与人体其他物质的运载和代谢，调节体内各组织间的功能，并有助于体温的调节。孕妈妈和胎儿都需要水分，因此，孕妈妈每天必须喝足够的水以补充母体的消耗。但是，孕妈妈饮水是应该有一定限度的，并不是多多益善。水分摄取得过多，就不能按要求排出，多余的水分就会潴留在体内，引起或加重水肿。一般说来，孕妈妈每天可以喝1.5升水左右。当然，这并不是绝对的，要根据不同的季节、气候、地理位置等情况酌情增减，但不应超过2升。孕妈妈也可适度饮茶，但是要饮淡茶，而且晚上不要饮茶。

胎教第 **83** 天

孕妈妈与胎宝宝的小游戏

 与胎宝宝分享照片

孕妈妈经常给胎宝宝描述照片中美好的情节时，会将情感传递给胎宝宝，让胎宝宝感受到妈妈的爱，同时也增进了亲子关系，这对宝宝日后宽厚性格的培养具有较好的影响力。孕妈妈可以一边整理相册，一边回想那些美好的回忆，通过看照片将故事说给腹中的胎宝宝听。甚至可以把孕妈妈怀孕后的点点滴滴拍摄下来，这些照片可是妈妈与宝宝间非常珍贵的财产呢！

 教胎宝宝识别图片

胎宝宝在妈妈的子宫内并不是始终处于沉睡状态、没有感知能力的生命体，等到他再大一点的时候，就可以透过孕妈妈"观察"外面的花花世界，感受着妈妈的喜、怒、哀、乐。有关专家研究发现，胎宝宝是有记忆力的，能记住孕妈妈反复重复的动作或语言，所以在孕期不断地激发胎宝宝的记忆潜能是十分重要的。所以，在本月里，孕妈妈可以经常教宝宝识别图片，千万不要认为这种做法是毫无意义的，这对激发胎宝宝的记忆潜能非常有益。

孕妈妈可以找一本有图画的书，随机地翻阅，记住几张你喜欢的图画，然后再随机地翻阅，看看能不能再找到它们。玩几次后试着感受与胎宝宝一起体会游戏的趣味性，掌握游戏的要领。

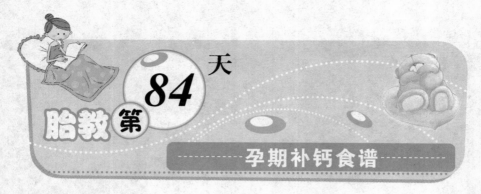

胎教第 84 天

孕期补钙食谱

TAIJIAO MEI RI YI YE

 海带豆腐汤

【原料】蛤蜊、北豆腐、海带、葱、姜、盐等适量。

【做法】蛤蜊加葱、姜熬至浓汤。

豆腐、海带切块取汤煮熟，加盐少许即可。

营养盘点： 富含钙、磷、铁、碘、维生素 E 等，可有效改善孕妇抽筋、面目浮肿、关节痛、乏力等现象。

 香葱拌虾皮

【原料】小葱、虾皮、红彩椒、盐、香油适量。

【做法】虾皮洗净后余水。

小葱切小段，红彩椒切丝。

虾皮加入小葱段、红彩椒丝、盐、香油少许即可。

营养盘点： 每 100 克虾皮含 39.3 克蛋白质，钙和磷的含量约为 2 万毫克和 1005 毫克。适合妊娠后期食用。

 麻仁地瓜粥

【原料】黑芝麻仁、甘薯、小米、腰果。

【做法】小米、黑芝麻仁淘洗，甘薯切块洗净，腰果切碎。

小米、黑芝麻仁、甘薯块加水熬至软烂出锅撒入腰果碎即可。

营养盘点： 黑芝麻仁含有丰富的不饱和脂肪酸、蛋白质、钙、磷、铁质等。甘薯含有丰富的淀粉、膳食纤维、胡萝卜素、维生素 A、维生素 B、维生素 C、维生素 E 以及钾、铁、铜、硒、钙等 10 余种微量元素和亚油酸等，营养价值很高，被营养学家们称为营养均衡的保健食品，适合孕妇早期食用。

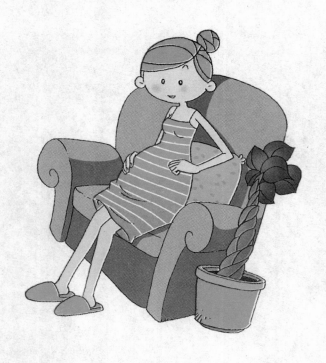

第4个月
与胎宝宝一同快乐成长

胎教第 **85** 天

骑车散步要注意安全

骑自行车要注意安全

在怀孕初期和中期，很多孕妈妈骑自行车上下班，只要骑车时间不太长，还是比较安全的。但要注意以下几点：

车座上套个厚实柔软的棉布座套，调整车座的倾斜度，让后边稍高一些。

骑车时活动不要剧烈，否则容易形成下腹腔充血，容易导致早产、流产。

不要上太陡的坡或是在颠簸不平的路上骑车，因为这样容易造成会阴部损伤。

在妊娠后期，最好不要骑车，以防羊水早破。

散步要选择地点和时间

散步是孕妈妈安全、有效的健身方法。不论妊娠早期、中期、晚期，孕妈妈均可采取这种方法健身。

妊娠早期，孕妈妈每天散步应在半小时以上。

选择散步地点：最好选择绿色植物较多、尘土较少和噪声较低的地点，这些地方空气清新，氧气含量高，是散步的最佳场所。

选择散步时间：散步的时间选择在早餐或晚餐后较为合适。日出前，空气中的有害物质较多，应选择日出之后出去；晚上 8 点以后，路上车辆相对较少，也比较合适。

避免一些不自然的震动

这里所说的不自然的震动，主要是指搭火车或公交车时，所受到的震动。这些震动会使胎宝宝感觉很痛苦。对于胎儿来说，感觉最舒适的震动是母亲子宫收缩的节奏，如果脱离了这种有规律的振动，宝宝就会感觉到有压迫感，而且这种不良的刺激，还会经由皮肤传至大脑，阻碍宝宝大脑的正常发育。

胎教第 **86** 天

营养均衡最关键

适当摄入脂质类食物

由于胎儿的大脑正在形成，需要补充足量的脂肪，以作为大脑结构的建筑材料。因此孕妈妈需要食用一些富有脂质的食物，如核桃、芝麻、栗子、桂圆、黄花菜、香菇、紫菜、牡蛎、虾、鸭、鹌鹑等。

不过，摄入这些食物时要适量，不能无节制。因为孕妈妈现在肠道吸收脂肪的功能增强，血脂相应升高；体内脂肪的积贮也多。但是，孕妈妈热量消耗较多，而糖的贮备减少，这对分解脂肪不利，因而常因氧化不足产生酮体，使酮血症倾向增加。如果摄入的脂质类食物过多，孕妈妈可能会出现尿中酮体、严重脱水、唇红、头昏、恶心、呕吐等症状。

不要只吃精米精面

孕妈妈不能只吃精制米面，要尽可能以"完整食品"（指未经细加工过的食品，或经部分精制的食品）作为热量的主要来源。因为"完整食品"中含有人体所必需的各种微量元素及维生素 B_1、维生素 B_6、维生素 E 等，它们在精制加工过程中常常被损失掉，如果孕妈妈偏食精米、精面，则易患营养缺乏症。

早餐要多吃谷类

谷类的主要成分是淀粉，营养成分是碳水化合物也称糖类，糖类是最经济、产热最快的热能来源，它在体内分解快、耗氧少，最易消化吸收，为人体各种生理活动提供 $60\% \sim 70\%$ 的能量，大脑组织耗热的主要来源是糖。

如果食物中缺乏谷类，糖类供给缺乏，容易导致疲劳、头晕、体重减轻。同时，如果仅进食牛奶、鸡蛋这类高脂肪高蛋白质食物，会加重孕妈妈肝、肾的负担。

胎教第 **87** 天

保护视力从胎宝宝开始

多食富含脂肪酸的鱼

孕妈妈怀孕时应多吃油质鱼类，如沙丁鱼和鲭鱼，胎宝宝出生后就有可能比较快达到成年人程度的视觉深度。这是由于油质鱼类富含有一种构成神经膜的要素，被称为脂肪酸，而脂肪酸含有的 HDA 与大脑内视神经的发育有密切的关系，能帮助胎儿视力健全发展。但不建议孕妈妈吃鱼类罐头食品，最好购买鲜鱼自己烹饪。孕妈妈每个星期至少吃一次鱼。

多食含胡萝卜素的食品

除了油质类鱼外，孕妈妈还应多吃含胡萝卜素的食品以及绿叶蔬菜，防止维生素 A、B 族维生素、维生素 E 缺乏。尤其是妊娠反应剧烈，持续时间比较长，甚至影响进食，呕吐的孕妈妈，一定要注意维生素和微量元素的补充。孕妈妈的饮食与孩子的视力发展有密切的关系。

多食含钙食品

钙具有消除眼睛紧张的作用，因此，孕妈妈要多食含钙食品，如豆类、虾皮、排骨汤、鱼等含钙量都比较丰富。缺钙的孕妈妈所生的宝宝在少年时患近视眼的概率高于不缺钙的孩子 3 倍。因此，怀孕期间补充足够的钙是非常必要的。

多食水果与蔬菜

含有维生素 C 的食物对眼睛也有益。维生素 C 是组成眼球水晶体的成分之一。如果缺乏维生素 C 容易患水晶体浑浊的白内障病。各种新鲜蔬菜和水果，其中尤其以青椒、黄瓜、菜花、小白菜、鲜枣、生梨、橘子等含量最高。

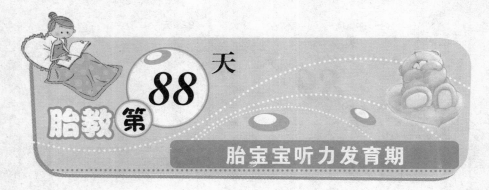

胎教第 **88** 天

胎宝宝听力发育期

 营养胎教

营养专家指出，进入孕4月后，孕妈妈要重点补充蛋白质、碳水化合物、维生素、矿物质及水分。因为孕4月以后，正是胎宝宝脑神经细胞开始形成和增殖的时期，非常需要营养。

蜂王浆富含葡萄糖、核糖、蛋白质、脂肪、乙酰胆碱及丰富的维生素和多种酶，还含有促性腺激素样物质和抗生素类物质，能加强机体抵抗力及促进生长，有滋补强壮作用，恰恰能够满足胎宝宝的营养需求。

另外，蜂王浆是能给大脑组织提供神经胶质细胞合成的重要原料，同时还能给神经胶质细胞提供营养，增加神经胶质细胞的数量。

在孕6~10月，又是胎宝宝脑神经细胞的急增期，且脑神经细胞发育具有一次完成的特点，倘若孕妈妈从本阶段开始，就适量摄取蜂王浆，其中的营养素能通过胎盘进入胎宝宝体内，对促进胎宝宝脑组织细胞的生长发育非常有益，但不可过量。

 音乐胎教

孕4月是胎宝宝的听觉神经与听觉系统迅速发育的关键时期，孕妈妈可以有意识地对胎宝宝进行相应的听觉训练，如把胎宝宝作为一个听众，和准爸爸合作以小架子鼓演奏出一首动听曲子。听完之后夫妻双方可以稍作一下点评，并询问胎宝宝这段曲子演奏得怎么样？或是否喜欢这样的音乐胎教等问题。这些善意的行为都可以刺激胎宝宝的听觉发育，而且对宝宝未来的听力很有帮助。

胎教第 **89** 天

让胎教的过程充满爱

 美育胎教

剪纸，是一种极具民族特色的美育胎教。孕妈妈可以先勾轮廓，而后细细剪，剪个胖娃娃、"双喜临门"、"喜鹊登梅"、"小放牛"，或孩子的属相，如猪、狗、猴、兔等。

曾有专家对多名孕妈妈的行为研究发现，那些勤于动手动脑的孕妈妈所生的宝宝明显智力优秀，而过于慵懒的孕妈妈，胎宝宝出生后反应缓慢的比例要高于勤劳的孕妈妈。所以，孕妈妈不要怕自己剪不好，别怕麻烦，别说没时间，别说不会剪，关键在于你在进行美育胎教，你在向胎宝宝传递深深的"爱"，传递"美"的信息。

 语言胎教

准爸爸和孕妈妈为了不失时机地与胎宝宝交流，对他施以良性刺激，丰富胎宝宝的精神世界，可以为他取个可爱的、简单的乳名。给宝宝取乳名，不能想要男孩就取个男孩的名字，想要女孩就取个女孩的名字，最好给宝宝取个中性的乳名，如"平平""乐乐"等。这样，将来生男生女都可以用，胎教与幼教也就可以有效地衔接起来了。

胎教第 **90** 天

孕期饮食宜忌

TAIJIAO MEI RI YI YE

榴莲的滋补功效广为人知，民间素有"一只榴莲三只鸡"的说法，过去常用它给体质虚弱的人和产妇补养身子。那么，榴莲是否适合用于孕妈妈进补呢？

妇幼专家介绍说，榴莲的营养价值的确比较高，有"水果之王"之称，其含有丰富的蛋白质、脂类、维生素 C 以及钙、铁、磷等多种营养成分，对机体有很好的补养作用。虽然有些人不太喜欢榴莲的味道，但对于喜欢吃的人来说，特殊的香气有开胃、促进食欲的功效，其中的膳食纤维还能促进肠蠕动。因此，一般能耐受榴莲特殊气味的健康人都可食用。

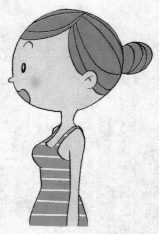

专家指出，孕 4 月后，孕妈妈的小肠运动减弱，饮食稍有不慎就会造成便秘。虽然榴莲富含膳食纤维，但它在肠胃中会吸水膨胀，过多食用反而会阻塞肠道，引起便秘，对于本来就容易出现便秘的孕妈妈来说，会加重胃肠负担，特别是原患有便秘和痔疮的孕妈妈更不宜食用榴莲。榴莲吃多了容易上火，出现喉咙疼痛、烦躁失眠等症状，引发胎热，损害新生儿健康。另外，榴莲所含的热量及糖分较高，500 克就含有 500 千卡的热量，如果孕妈妈经常把榴莲当补品，会导致血糖升高、胎宝宝过重，使日后娩出巨大儿的概率增大。

孕妈妈饮食要营养丰富，易于消化，口味以清淡为主，肥甘厚味并不适宜，像榴莲这样温燥甜腻的"水果之王"，孕妈妈不宜把它作为补品进补。

胎教第 **91** 天

随时随地做胎教

 光照胎教

☞胎宝宝对光线敏感了

从 12 周起，胎宝宝开始对光线敏感。胎教专家用医学仪器对孕妈妈腹壁进行光线照射时，发现胎宝宝出现了躲避的动作，甚至背过脸去。更难以让人相信的是，胎宝宝还出现了睁眼、闭眼的情况。这说明，在胎宝宝发育过程中，视觉也在缓慢发育，并具有了一定的功能。

☞光照胎教有益无害

实验证明，光照胎教能促进宝宝视觉功能的建立和发育。因为光能够通过视神经刺激大脑视觉中枢，让宝宝出生后视觉更敏锐，协调力、专注力、记忆力也比没有接受光照胎教的宝宝好。

因此，从这一周开始，对胎宝宝进行光照胎教是必要的。

 运动胎教

☞运动功效

增加腹肌的收缩力量，柔软盆关节和腰关节。

☞操作步骤

⊙自然站立，两脚分开成外"八"状，背挺直，双手叉腰，下蹲。

⊙呼气，慢慢蹲下，将臀部稍稍抬起保持片刻后停止。下蹲时呼气，站起来时吸气，呼吸和着动作节拍慢慢地重复练习。

☞注意事项

孕妈妈宜在身体条件允许的情况下进行尝试。

胎教第 **92** 天

不做肥胖孕妈妈

孕 4 月是孕中期的开始，孕妈妈胃口会比孕早期好，这样虽然有利于为胎宝宝提供营养，但也要注意不要因此变得太胖，体重并不是增加多少都可以的。怀孕后，女性的体质不同，增加的重量也会有所不同。所以，孕妈妈要根据自己情况，从现在开始就管理好自己的体重，以确保自身及胎宝宝的健康。

 了解孕期体重管理常识

说起体重管理，很多孕妈妈都会与减肥联系起来。孕妈妈过分肥胖确实会导致妊娠糖尿病、妊娠高血压疾病等并发症的发病率、剖宫产率的上升。但是如果孕妈妈因为过度减肥，在怀孕期间营养不佳、体重增长不够的话，会导致宫内环境恶化，给胎宝宝带来危险。所以体重管理不是不增加体重，而是要科学地增加体重。

 控制热量的摄入

孕期需要的热量并不是越多越好。吃了过多的高热量食物，不但对自己和胎宝宝无益，而且可能导致子痫前症、难产的危险。计算孕期每日摄取的热量时，别忘了红茶、奶油蛋糕、冰激凌等食品中所潜藏的热量。

 多运动

孕期加强运动能有效控制体重增长。如果完全没有运动经验，那么有必要请一名资质良好的教练加以辅导了。在教练的指导下，开始可以每 1~2 天进行一次 15 分钟左右的轻松、悠闲的散步。散步之后做一些简单的伸展，以自我感觉舒适、不疲劳为宜，以后逐渐增加运动量。也可以参加医院办的一些孕妈妈健身班，不但能安全地锻炼，还可以交到不少新朋友。

胎教第 **93** 天

科学饮食

孕4月，胎宝宝大脑的各部分，如大脑、延髓等器官已经逐渐分明，脑的分化也开始进行。为此，孕妈妈还要坚持为胎宝宝提供脑发育所需的脂肪。除了前文提到的鱼类，食用油中也含有胎儿大脑发育的脂肪。

科学选油、吃油，是孕妈妈需要掌握的一种饮食观念，与胎宝宝的身体健康息息相关。烹调孕妈妈食物时，力求少用油，而且以植物油为主，少用或不用油炸、油煎等烹调方法，多用煮、炖、氽、蒸、拌、卤等少油做法。在平时吃油时，应交替使用几种食用油，或是隔一段时间就换不同种类的食用油，这样才能使孕妈妈体内所吸收的脂肪酸种类丰富、营养均衡，避免单一。

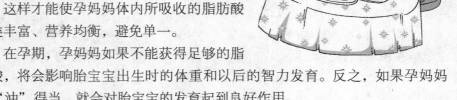

在孕期，孕妈妈如果不能获得足够的脂肪酸，将会影响胎宝宝出生时的体重和以后的智力发育。反之，如果孕妈妈摄"油"得当，就会对胎宝宝的发育起到良好作用。

胎教第 94 天

用科学的方法做胎教

TAIJIAO MEI RI YI YE

 运动胎教

从这一周开始，孕妈妈在身体允许的情况下可以练习一下简易的气功和瑜伽。

☞**运动功效**

可调节体内血液循环、全身放松心平气和、解除疲劳。

☞**操作方法**

孕妈妈要先暗示自己全身放松，要一个部位一个部位地放松，然后柔和地开始深吸气，再慢慢地、细细地、自然地呼气。

☞**注意事项**

⊙孕妈妈在练习瑜伽时要避免过度弯腰、扭腰、转体、举胳膊等动作，动作要柔和，还要以孕妈妈没有任何不适感为好。

⊙孕妈妈由于体内的负担，容易出现腰酸等不适，可将注意力放在腰部，暗示自己放松腰部，再进行上述的吸气呼气，对减轻腰酸背痛效果很不错。

 情绪胎教

大家都知道"微笑"是可以传染的，而孕妈妈发自内心的微笑，是对胎宝宝最好的胎教。孕妈妈可以在每次微笑的时候都祝福胎宝宝。这样的微笑胎教，是你给宝宝的最好的礼物！在每一次微笑时，孕妈妈一定可以想象胎宝宝，觉得自己的脸瞬间变得满脸光华润泽，感觉那刻自己充满了活力。这样的微笑，是充满爱和快乐的微笑，也是孕妈妈最需要的微笑。

胎教第 **95** 天

举办家庭音乐会

TAIJIAO MEI RI YI YE

 聆听古今中外的音乐

孕妈妈可从怀孕 4 个月起，每天聆听有利于孕育胎宝宝的古今中外的音乐，要特别注意多听一些舒缓的古典音乐，这是因为古典音乐的节奏与母亲每分钟 72 次左右的心跳音相近，而胎儿对母亲的心跳音最有安全、亲密感。

☞ 推荐曲目

《小太阳》《秋日私语》《秋夜》《仲夏夜之梦》《春天来了》《梦幻曲》以及柴可夫斯基的《B 小调第一钢琴协奏曲》等。

 听妈妈轻轻哼唱

妈妈每天可以给宝宝哼唱几首歌曲，要轻轻哼唱。唱给胎宝宝听时，妈妈应该心情舒畅，富于感情。有乐谱识别基础的妈妈也可以想象自己腹中的小宝宝会唱歌，从音符开始，教一些简单的乐谱给宝宝，通过反复教唱，使胎儿产生记忆印迹。

☞ 推荐曲目

《世上只有妈妈好》《小宝贝》《绿岛小夜曲》《摇篮曲》等。

 听爸爸轻轻哼唱

宝宝还在孕妈妈的肚子里呢，未来的爸爸除了每天摸摸妻子的肚皮和宝宝说说话之外，其实还可以尝试着唱歌给他听。准爸爸的声音浑厚、深沉，准爸爸用他那富有磁性的嗓音唱出来的歌也和妈妈唱的有很大不同，对于宝宝来说，爸爸的歌声可是一种全新的体验。

☞ 推荐曲目

《小小少年》《铃儿响叮当》《雪绒花》等。

胎教第 **96** 天

孕妈妈家居清洁须知

擦桌子
☞错误方法

在擦桌子时姿势过大，容易导致胎儿与桌子碰撞，或令腰肢因手臂的动作过大而弯曲，给原本需承受胎儿重量的腰肢增加负担，带来不必要的伤害。

☞正确方法

擦桌子时应尽量将胳膊伸直，腰部挺直，不要贪快，擦不到的位置不要勉强，应转换位置去擦，这样就能减少危险的发生。

擦窗户
☞错误方法

孕妈妈们最好不要进行擦窗的劳动，因窗户的位置多在高处，孕妈妈爬高爬低就容易发生意外，特别是怀孕前3个月或产前1个月的孕妈妈，身体变化较大，容易因外来因素影响导致流产或早产。

☞正确方法

假如真的需要清洁，最好在怀孕4个月至9个月内进行，而且要采用有长柄的清洁用具，减少爬高爬低的情况，不过在清洁时身边不要放置任何物品，以免碰到。

除尘
☞错误方法

清洁进行中扬起的尘埃，存在一些致敏原，如果孕妈妈直接打扫，会令孕妈妈出现过敏反应，如打喷嚏、皮肤过敏等。

☞正确方法

最好在清洁时佩戴口罩，可减少吸入有害物质。

扫地
☞错误方法

扫帚的手柄过短，会令孕妈妈腰背受伤，更会令胎宝宝受压，容易导致流产。

☞正确方法

使用的扫帚要适合自己的身高，扫地时腰背保持挺直，慢慢进行，减低腰背受损机会。

胎教第 **97** 天

阳光、快乐性格胎教

 孕妈妈的心情决定宝宝性格

许多研究表明，孕妇的精神状态、情感、行为、意识可以引起体内激素分泌异常，影响到胎儿的性格形成。怀孕期间，妈妈的心情好坏与否，是决定宝宝性格好不好的一个至关重要的因素。

随着宝宝的一天天长大，宝宝和妈妈的心灵感应也会日渐明显，如果妈妈的心情好，宝宝自然也会安静愉快；如果妈妈的心情乱糟糟，那么宝宝也会躁动不安、缺乏耐性；如果孕妇有忧郁心情，缺乏活力，所怀孩子出生后会觉得委屈，长时间啼哭，长大后感情脆弱，郁闷。如果孕妇能正确对待孕期反应带来的烦恼，积极、坚强地克服怀孕后期和分娩中的痛苦，这种坚强的意志会影响到胎儿，为胎儿出生后能有自尊自强、勇于与困难作斗争的好性格打下基础。

所以，为了腹中的宝宝着想，孕妈妈应该时时刻刻注意自己的情绪，即便是遇到特别让人生气的事，也要懂得随时调整自己的心态，尽量排除不良情绪，让自己尽快恢复平静。特别在胎儿6个月以后，能把感觉转换为情绪。这时胎儿的情感与母亲息息相通。因此，在怀孕过程中，要时刻注意当好胎儿的老师，塑造胎儿美好的性格。

 家庭环境决定宝宝性格

孕妈妈所处的家庭环境也往往是影响宝宝性格的重要因素。如果宝宝所处的家庭纷争不断，那么在妈妈腹中的宝宝自然就会吸收这些不良的信息，他的情绪和性格也会随之受到影响。夫妻两人之间发生磕磕碰碰的事在所难免，但为了宝宝，孕妈妈和准爸爸应该学会控制自己的情绪，相互谅解，尽量避免发生正面冲突。

胎教第 **98** 天

孕妈妈的四季着装

 春季着装

春季是一年四季中的开头，充满希望，所以在服装花色选择上，孕妈妈可以大胆地尝试一下清纯的蓝色、赏心悦目的绿色和带有热带风情的各种图案，甜美柔和的粉色、鹅黄色能让孕妈妈显得优雅动人，都是可以选择的。至于服装的款式，要与孕妈妈怀孕的时间相适应，避免过紧。

 夏季着装

到了夏季，孕妈妈的衣着一定要宽大、柔软、舒适，应选用吸汗和透气性能良好的纯棉制品或真丝制品，而不宜穿化纤类的服装。

衣着不仅要考虑到美观大方，而且更要有利于胎儿的健康发育。文胸和腰带也不要束缚过紧。孕期出汗较多，而且怀孕后阴道的分泌物也会增多，孕妈妈应每天更换内衣、内裤，保证身体的清洁无味。

 秋季着装

到了秋天，早晚可能会比较冷，也有些秋风瑟瑟的感觉，孕妈妈可以准备两三件厚一些的连衣裙，早晚如果感觉到冷，可以加一件薄毛衣。很多孕妈妈在孕期喜欢穿裙子，其实这是很不错的选择，因为尿频是孕期的一个特征，裙子较裤子相比，穿、脱更容易。孕妈妈可以穿一件较厚的裙子，并配一双有弹力的长袜子，温暖又方便。

 冬季着装

寒风来袭，天气越来越冷了，孕妈妈需要准备的过冬衣装一定要全面，这包括手套、帽子、围巾、轻便又保暖的棉服。贴身的内衣孕妈妈一定要选择纯棉的，最好要有弹性，毛衣最好选择高领的，面料要柔软舒适，现在市场上的羊绒衫品牌很多，质量也相对不错，孕妈妈可以选择几件质量较好的羊绒衫过冬。

总之，四季着装也应根据地域的温差、天气的变化灵活增减。

胎教第 **99** 天

幻想胎宝宝可爱的模样

 静坐练习

本阶段，孕妈妈可选择安静的时间采用盘坐的姿势。其做法是以左右两脚的脚背置于左右两腿上，足心朝天。双手掌心向上，置于两脚上。如姿势不熟练，也可采取盘腿坐的姿势。到怀孕中后期，由于腹部已经隆起，很难再采用这种坐姿，此时可以张开双腿，挺直腰坐下，也可以在床上练习，只要自己觉得舒服就可以了。

 闭目冥想

闭上双眼，也可以闭合片刻待感觉到舒服后张开眼睛，然后凝视1米远的前方。

 调整气息

孕妈妈盘腿而坐，双手放在膝盖处，手心向上，拇指与食指相接成圆形，其余手指自然放松，调整自己的呼吸，每次吸气和呼气时默默数数。如果精神没有集中就重新开始。重要的是过程，不要过分关注结果。

 幻想宝宝

孕妈妈将手放在腹部，借助手向胎宝宝传递健康的气力。在脑海中想象胎宝宝的模样，仿佛对胎宝宝耳语一样传递积极的信息。将注意力逐一集中到胎宝宝、包裹胎宝宝的羊膜、羊水、脐带、胎盘等，并将这些与胎宝宝紧密联系在一起，心无旁骛地呼气和吸气，继而便会感觉吸气时吸入的是清净的自然之气，呼气时排出的是浑浊之气和代谢废物。想象结束后要适当地休息。

胎教第 **100** 天

防止胎儿发育迟缓

判断胎宝宝的生长状况

除了测量子宫底高度和分析孕妈妈体重增加情况以外，医生有更可靠的方法，来判断胎宝宝的生长状况。可用超声波检查胎宝宝坐高、胸部、胎头等。另外，推算胎宝宝体重，也是比较可靠的方法。如果胎宝宝宫内发育迟缓，经检查没有先天性疾病，应给予及时的治疗。

孕妈妈的营养决定胎儿的发育

胎宝宝宫内生长发育的好坏与孕妈妈的营养密切相关。如果孕妈妈营养摄入不足，可使胎宝宝在母体内生长停滞，发生宫内生长发育迟缓，也就是说胎儿的大小与妊娠月份不相符合，低于胎龄平均体重。这种胎宝宝不但体重低，生长迟缓，机体各个方面的发育也未达到其应有的状态。分娩后，新生儿死亡率较正常儿高 8 ~ 10 倍，能存活者也常体弱多病，智力低下。

孕妈妈的营养特别是热量、蛋白质摄入不足，是造成胎宝宝宫内生长发育迟缓的主要原因。其他原因还有：宫内感染、中毒、辐射或畸形所致；孕妈妈有慢性高血压、心脏病、妊娠高血压综合征等也可能导致这种情况。

防止胎儿发育迟缓的措施

孕妈妈要增加间断性休息和左侧卧位休息，使全身肌肉放松，减低腹压，减少骨骼肌中的血容量，使盆腔血量相应增加。

增加营养，增加高蛋白高热量饮食，严禁烟酒。

积极治疗孕妈妈的合并症，如有贫血应尽早纠正。

如有条件应每日给孕妈妈吸 2 ~ 3 次氧，每次 1 小时。

胎教第 **101** 天

孕妇宜吃的绿色食物

孕妈妈能吃的花

黄花菜是孕妇的天然绿色保健菜，黄花菜的营养成分对人体健康特别是胎儿发育更为有益，因此可作为孕妇的保健食品。

黄花菜其中含有蛋白质及矿物质磷、铁、维生素 A、维生素 C，营养丰富，味道鲜美，尤其适合做汤用。中医书中记载，它有消肿、利尿、解热、止痛、补血、健脑的作用。但食用鲜黄花菜，要经过水泡和充分加热才可食用，否则有中毒的危险。

孕妈妈能吃的草

鱼腥草具有抗辐射作用和增强机体免疫功能的作用，且无任何毒副作用，适用于经常接近辐射源的人员，如 X 光机和电脑操作人员以及常看电视的人群。

现代药理研究发现，鱼腥草不但具有抗生素作用，更具有抗生素没有的抗病毒、提高机体免疫力，具有镇痛、止咳、止血，促进组织再生，扩张毛细血管、增加血流量等方面的作用。

因此，鱼腥草不但可以帮助孕妈妈抵御来自生活中的各类辐射，还能起到抗击病毒、提高机体免疫力的作用。

孕妈妈能吃的根

在所有根茎类蔬菜中，植物纤维素含量较多的就是牛蒡，它的水溶性纤维素和不溶性纤维素各占一半，可以使乳酸菌更活跃，可以改善便秘。牛蒡含有丰富的维生素和矿物质，蛋白质、钙和植物纤维的含量为根类食物之首。其中的植物纤维有助清除体内垃圾，故誉为"大自然的最佳清血剂"。

很多孕妇食谱上都将牛蒡当做必食补品。牛蒡中的膳食纤维可以促进大肠蠕动，帮助排便，可以减少毒素、废物在体内积存，对于孕妈妈和胎宝宝来说比较安全。

胎教第 **102** 天

孕期做做 "心理体操"

布置一个温馨的环境

在房间的布置上，你有必要做一些小小的调整。如果你们家以前是一个典型的两人世界的话，你可适当添一些婴儿用的物品，让那些可爱的小物件随时提醒你：一个生命即将来到你的身边！同时，你还可以在一些醒目的位置贴一些美丽动人的画片，如把你喜欢的漂亮宝宝的照片贴在你的卧室里。

重复快乐的词句

医学研究表明，反复诵读一些乐观的词或句子，呼吸会变慢，并更有节奏，思维会集中到声音上，可使人安静、快乐起来。你只要每天花几分钟同胎宝宝说几句悄悄话，比如"宝贝，我爱你""天气真好"等，对于情绪不稳定的孕妈妈来说，是一件很快乐的事。

接受音乐的洗礼

我们都知道音乐不仅能促进胎儿的身心发育，对孕妈妈本身也能起到一定的放松作用。每天花20分钟静静地接受音乐的洗礼吧，同时想象音乐正如春风一般拂过你的脸庞，你正沐浴在阳光里。当然，你也可以播放你最喜欢的歌曲，大声地唱出来如同参加合唱，你的精神状态一定会达到最佳点。

胎教第 **103** 天

外出交通工具的选择

 非常便捷的飞机

飞机与其他交通工具相比，非常便捷。如果孕妈妈要进行长途旅行，搭乘飞机是不错的选择。如果飞行时间在 2 小时左右，孕妈妈可以活动一下颈部、伸伸懒腰或者做一些简单的四肢操。如果旅行的时间要长一些，而且孕妈妈的经济情况稍好，那可以选择搭乘商务舱。一般情况下，妊娠 36 周以后的孕妈妈要想搭乘飞机，需要准备医师的诊断书与本人的申请书。妊娠 40 周左右，接近临产时，不仅要有诊断书、申请书，还要有医生同行。

 来去自由的自驾车

怀孕后，孕妈妈不宜自己驾驶汽车进行长途旅行，如果是上下班，而且时间较短，路况相对较好，还是可以考虑的。但孕妈妈开车，需要注意以下事项：

不宜开新车，新购置的车皮革等气味很重，车内空气污染严重，不利于孕妇和胎儿健康。

时速请勿超过 60 公里，避免紧急刹车，每天只开熟悉路线。

为防止长时间疲劳开车，可以准备一些舒适的头枕、靠垫等。

安全带不要挤压腹部。

 经济方便的公交车

公交车比较经济方便，但早晚上下班高峰挤公交车的人会比较多，孕妈妈要特别注意自身安全。尤其在身体变化不太明显的孕早期，上车之后，不要和他人争抢座位，要注意脚下的台阶。在孕早期，胎儿不稳定时最好不要挤公交车，临产前那段时间，最好也不要挤公交车。

胎教第 104 天

怀孕中期体检（一）

第一次 B 超检查

胎龄越大，超声波对胎儿的影响越小。因此，正常情况下，孕妈妈在 20 周时应该做第一次 B 超，它能准确地诊断胎儿是否畸形，观察胎儿的活动状态。对那些被高度怀疑的胎儿，像无脑儿、脑积水、脑脊膜膨出、脐带异常、消化道异常、连体畸形、小头畸形等，能很快给出"答案"。

尿液检查

随着子宫的一天天增大，膀胱、输尿管受到压迫，尿液排出不畅，发生潴留，很容易有细菌生长、繁殖。这时的泌尿系统特别的脆弱，容易发生感染。经常检查尿液，能依据尿液中出现的蛋白、红细胞、白细胞等，诊断体内有哪些不正常。如果有发热、腰痛、尿痛、排尿次数多的症状，很可能是尿路感染。另外，要是有不适的感觉或尿液指标异常，对肾脏的检查都不能疏忽，妊娠期间血压疾病对肾脏的损害在年轻初产妇和高龄产妇中发病都比较普通，这是对孕妇危害很严重的一种疾病，应及时发现、及早治疗。

血液检查

如果孕妇的血型为 Rh 阴性，准爸爸的血型为 Rh 阳性，有可能导致母婴 Rh 血型不合，严重的会出现胎儿宫内死亡，新生儿黄疸或新生儿溶血症，所以为防止夫妻双方血液上的"冲突"，孕妇要做进一步的血液抗体检查。采取相应的解决方案。另外，孕妇应再查血色素（血红蛋白），如果有贫血现象，应及时治疗。

胎教第 **105** 天

怀孕中期体检（二）

 骨盆测量

骨盆的大小是孕妇能否自然分娩的关键，在怀孕 6 个月左右，医生会用骨盆仪测量骨盆的入口、出口的尺寸，获得有关产道的信息。这项测量对初产妇尤其重要，不过，骨盆狭小并不等于一定要剖宫产，这要看婴儿的大小，尤其是头部的大小。

 羊水诊断

羊水样本包含了胎儿皮肤以及其他器官的细胞，在接受检测之前会被置于实验室进行培养。两周之后结果就出来了。在大多数情况下，只是检测胎儿染色体的状况。

 综合征筛查

综合征是仅次于唐氏综合征的第二大常见染色体疾病，其发病率与母亲生育年龄大小有关。怀孕期间容易出现宫内生长迟缓、胎动少、羊水过多等产科异常。如果侥幸存活到宝宝出生，宝宝的体重很轻，发育如早产儿，头面部和手足畸形，耳朵就像小动物的耳朵，全身骨骼、肌肉发育异常；手呈特殊握拳状，并有摇椅状足；男性隐睾；智力通常有明显缺陷。由于孩子往往畸形严重，大多出生后不久死亡。

胎教第 **106** 天

胎宝宝已经长大了

行为胎教

☞用正确的姿势拾东西

从地上拾东西时，要先屈腿弯腰蹲下，等蹲稳了再拾，然后伸直双膝站起来。

⊙注意事项：拾东西时注意不要压迫肚子，但也不要直着，另外，斜着上身去拾东西的姿势很容易摔倒。

☞用正确的方法搬东西

搬动较轻的东西时，应该先弯腰屈腿蹲下，将东西靠在身上再站起来。

⊙注意事项：避免直直地弯下身体去搬东西，这样会增加腹部压力，还会引起腰痛。

营养胎教

从现在开始到以后的 3 周里，胎宝宝会经历一个迅速生长期。为了让营养跟上胎宝宝的发育需求，孕妈妈要多食营养丰富的食物。菠菜中的营养成分就很丰富，如叶酸、B 族维生素、铁、钙等，适合孕妈妈食用。

☞菠菜中保护孕妈妈、胎宝宝健康的营养

⊙菠菜中含叶酸：菠菜中含有丰富的叶酸，孕妈妈多食用有利于胎宝宝大脑神经的发育，可以防止胎宝宝患上神经系统畸形疾病。

⊙菠菜含 B 族维生素：菠菜含有的大量 B 族维生素，清淡适口用于孕妈妈盆腔感染、失眠等孕期常见并发症，是不错的菜肴。

☞烹调前先用开水氽烫

孕妈妈需要注意的是，虽然菠菜的好处很多，但是，也不要天天吃、顿顿吃，这是因为菠菜含有草酸比较多，草酸会干扰人体对铁、锌等微量元素的吸收，有可能会影响孕妈妈及胎宝宝的健康。

所以，在食用菠菜时要科学处理、科学对待，一定先用开水氽烫一下，把其中的草酸破坏掉，这样吃才安全。

TAIJIAO MEI RI YE

胎教第107天

胎教，一个都不能少

 对话胎教

从孕中期开始，胎宝宝已经具备了听力，虽然他听不懂孕妈妈和准爸爸的话，但说话的声音却能在胎宝宝的脑海里留下粗浅的痕迹，出生后胎宝宝会觉得这些声音很熟悉，有安全感。有些小宝宝出生后，爸爸一逗他就哭。这是由于宝宝在妈妈肚子里的时候对爸爸的声音不熟悉造成的。

其实，准爸爸更适合给胎宝宝做对话胎教。研究表明，胎宝宝在子宫内最适宜听中低频调的声音，而男性的声音正好是以中低频调为主。

进入孕中期后，孕妈妈可采取坐式或者卧式配合准爸爸进行对话胎教。而准爸爸最好坚持每天对子宫内的胎宝宝讲话，让他熟悉你的声音，这样做有助于胎宝宝出生后的智力发展及情绪稳定。

另外，准爸爸和胎宝宝对话时，说的内容不要太复杂，简单明了就可以了。

 运动胎教

孕妈妈旅游最好选择在怀孕第4~6个月间，此期最为安全。此时剧烈的妊娠反应已经过去，胎宝宝发育比较稳定，孕妈妈身体尚未沉重，具有一定的对旅游辛劳的承受能力和愉悦的心境。

孕期外出旅游前必须去医院看一次妇产科医生，将整个行程向医生交底，以取得医生的同意和指导；必须准备宽松、舒适的衣裤和鞋袜，带一双合适的软垫鞋供途中使用；必须有亲人陪同，确保途中的周全照顾与安全。孕妈妈在旅游途中还要注意劳逸结合，保证充足的睡眠。

胎教第108天
对话胎教与想象胎教并行

对话胎教

　　每天早上起床后，孕妈妈要记得小声和胎宝宝说几句悄悄话，比如"宝贝，我爱你！""我是最爱你的妈妈"、"今天爸爸又和我说他很爱你了"、"你知道我和你爸爸多么盼望你的到来吗？""宝宝，你睡得好不好？天亮了，我们起床了"、"宝宝，起来活动活动，看今天的天气多好"等，或是利用外出散步的时间悄悄告诉他"外面阳光真好，你和妈妈一起来享受阳光的沐浴吧"，类似温馨的话语也会让胎宝宝每天都有一个好的印象。孕妈妈每天都重复这些话，反复地强化，会给胎宝宝留下记忆，从而刺激胎宝宝脑部更快地发展。

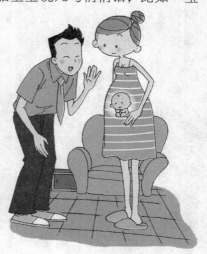

想象胎教

　　胎教专家建议孕妈妈在胎宝宝的性格培养上，不妨经常地做一做"白日梦"。这里说的"白日梦"不是漫无目的、自我逃避式的空想，而是孕妈妈和准爸爸一起憧憬未来一家三口生活。准爸爸陪孕妈妈一起做"白日梦"，是一种相当有效的心理松弛方法，对松弛身心、解决问题大有益处。孕妈妈愉快了，胎宝宝自然会愉快。

胎教第 **109** 天

孕妈妈要控制体重

TAIJIAO MEI RI YE

 导致体重增加的因素

一人吃、两人补，是孕妈妈最常陷入的迷思。总怕腹中宝宝营养不足、发育不良，因此拼命吃，其结果往往造成孕期体重增加过多，使得孕妇体态严重变形走样。其实增加适当的营养是有必要的，但也不能使体重无限制地增加。因为孕妇体重过重会增加许多危险的并发症，剖宫产的比率也会相对增高，而手术及麻醉的困难度、麻醉后的并发症及手术后的伤口复原都是问题。

 控制体重的应对方案

在家里准备一个体重测量计，定期在相同条件下测定自己的体重，随时掌握体重变化情况；一日三餐一定要有规律；吃饭的时候要细嚼慢咽，切忌狼吞虎咽，吃得过快、食物嚼得不精细，不但给胃增加了负担，而且不利于消化。尽量少吃零食和夜宵，吃零食是导致肥胖的重要因素之一，夜宵也是保持体重的大敌，特别是就寝前两个小时左右吃夜宵，缺乏消耗，脂肪很容易在体内囤积。多吃一些绿色蔬菜，蔬菜本身不但含有丰富的维生素，而且还有助于体内钙、铁、纤维素的吸收，以防止便秘。少吃油腻食物，多吃富含蛋白、维生素的食物。避免吃砂糖、甜食及饮用富含糖类的饮料等。适当的工作、活动和运动也有利于控制体重，不要因怀孕而中断所从事的工作和正常活动，只要不是不利于胎儿和孕妇健康的都可以照常。尤其是有氧运动，既可预防肥胖，又有利于母子健康。

胎教第 **110** 天

孕妈妈的正确睡姿

TAIJIAO MEI RI YI YE

妊娠早期的正确睡姿

在早孕期间，子宫增大的并不是很明显，因此体位对胎儿和母体影响比较小，孕妇可以采取自己喜欢的姿势睡觉，孕妇的睡眠姿势可随意。不必过分强调，但应改变以往的不良睡姿。如趴着睡觉，或搂抱一些东西睡觉等。

早期妊娠主要是采取舒适的体位，如仰卧位、侧卧位均可。此期胎儿在子宫内发育仍居在母体盆腔内。外力直接压迫或自身压迫都不会很重，因此睡眠姿势不特意强调。

妊娠中期的正确睡姿

此期要注意保护腹部，避免外力的直接作用。如果孕妇羊水过多或双胎妊娠，就要采取侧卧位，此种卧位舒服些，否则会产生压迫症状。如果孕妇感觉下肢沉重，可采取仰卧位。下肢用松软的枕头稍抬高。如无不适，卧姿可随意。

妊娠晚期的正确睡姿

此期的卧位尤为重要。孕妇的卧位对自身的健康与胎儿的安危都有重要关系。宜采取左侧卧位，此种卧位可纠正增大子宫的右旋，能减轻子宫对腹主动脉和髂动脉的压迫，改善血液循环，增加对胎儿的供血量，有利于胎儿的生长发育。

此期不宜采取仰卧位。因为仰卧位时，巨大的子宫压迫下腔静脉，使回心血量及心输出量减少，而出现低血压，孕妇会感觉头晕、心慌、恶心、憋气，且面色苍白、四肢无力、出冷汗等。如果出现上述症状，应马上采取左侧卧位，血压可逐渐恢复正常，症状也随之消失。

胎教第 **111** 天

防止腰痛

 防止腰痛的发生

走路时应双眼平视前方，把脊柱挺直，并且身体重心要放在脚跟上，让脚跟至脚尖逐步落地。上楼梯时，为保持脊柱依然挺直，上半身应向前倾斜一些，眼睛看上面的第三至四节台阶。每走一步重心放在脚后跟，脚跟都最先着地，保持脚趾稍稍离开地面，如此前行，一定要走得慢一点，小心摔倒。练习背挺直可以通过背靠一面墙壁站立，找到背挺直的感觉，抬头挺胸，收腹收下巴，脚跟不要离开地面，按此姿势站立 15 秒，休息片刻再重复进行。

 调整坐姿和睡姿

坐着时，整个臀部放在座位的中心，不要只把一半的臀部放在座位边上。坐下后，轻轻扭动腰部，将身体的重心从脊柱调整到臀部。躺下时，若体位为侧卧，需要把双腿一前一后弯曲起来。若体位为平躺，在躺下时，可以先把双腿弯曲，支撑起骨盆，然后轻轻扭动骨盆，直到调整腰部舒适地紧贴床面为止。

 弯腰做事有讲究

如果你要洗碗，而水池过低，你可以用盆接水，放在桌上，然后自己坐在椅子上洗；如果你要扫地，那就把可伸缩的扫帚柄拉到最长。像使用吸尘器打扫这样的事，还是交给准爸爸或其他人去做吧。拾东西时，不要直接弯下腰来拾东西。正确的拾物姿势是双腿弯曲，脚跟抬离地面蹲下，同时背部挺直，微微吸气收腹。站起时，要用腿部的力量，而不是用腰部的力量。

胎教第 **112** 天

学会数胎动

 怎样数胎动

孕妇妊娠满 28 周后应每天定时数胎动。一般来说，在正餐后卧床或坐姿计数，每日 3 次，每次 1 小时。每天将早、中、晚各 1 小时的胎动次数相加乘以 4，就得出 12 小时的胎动次数。如果 12 小时胎动数大于 30 次，说明胎儿状况良好，如果为 20 至 30 次应注意次日计数，如下降至 20 次要告诉医生，作进一步检查。当妊娠满 32 周后，每次应将胎动数作记录。当胎儿已接近成熟，记数胎动尤为重要。如果 1 小时胎动次数为 4 次或超过 4 次，表示胎儿安适，如果 1 小时胎动次数少于 3 次，应再数 1 小时，如仍少于 3 次，则应立即去产科看急诊以了解胎儿情况，而绝不要再等了。

 警惕胎动异常

胎动减少：胎动突然减少，可能是由于孕妇有发烧的情况，造成身体周边血流量增加，使胎盘、子宫血流量减少，造成宝宝轻微缺氧。

急促胎动后突然停止：胎儿翻身打滚时被脐带缠住，血液无法流通，因缺氧而窒息，可能会出现这样的胎动反应。

胎动出现晚相对较弱：这可能是胎盘功能不佳引起的，各种原因所导致的胎盘功能不佳造成胎盘供给胎儿的氧气不足，胎儿因为长期的缺氧使胎动减缓。

胎动突然加剧随后慢慢减少：这可能是胎儿缺氧或受到外界刺激引起的，有时还会伴有剧烈的腹痛和大量阴道出血。

出现上述胎动异常，一定要及时到医院就医。

TAIJIAO MEI RI YI YE

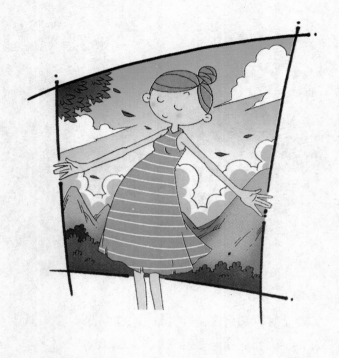

第5个月
在胎教中感受与宝宝的互动

胎教第 **113** 天

正确的动作让胎宝宝受益无穷

 行为胎教

☞不宜采用"S"形站立

以这种站姿站立时腹部会完全松弛或者会向前凸，这样腰背部肌肉就会过于紧张。长期伏案工作、穿高跟鞋，或腹肌力量较为薄弱的孕妈妈大多是采取这种站姿。

如果长期持续这样的姿势，孕妈妈的颈椎会丧失自然的后弯角度，直接压迫到颈部神经，从而引起头痛、头晕，甚至发展为颈椎病。尤其是到了怀孕第 5 个月的时候，孕妈妈肚子隆起已经比较明显，这样的站姿会让孕妈妈很难受。

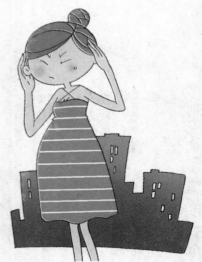

☞不宜采用大"C"形站立

这种站姿是孕妈妈的脖子过度前倾，驼背含胸，身体前弯、下坠，臀部处于紧张状态。长期使用电脑、经常坐在沙发里看电视的孕妈妈会经常采用这种站姿。如果持续这样的姿势，孕妈妈的颈椎后弯角度过大的话也会压迫神经，引发头痛、头晕等症状。

胎教第 114 天

做做运动全身放松

 运动胎教

☞橡皮带操

⊙运动功效：锻炼手臂肌肉，增强脏腑的呼吸功能，提高胎宝宝的健康指数。

⊙操作步骤：孕妈妈盘腿坐在橡皮带上，双手握在橡皮带的两端，自然放于身体两侧。呼气时手臂向身体两侧平举，吸气时还原初始位置。反复练习10次。

☞快走

⊙运动功效：消耗多余的脂肪，防止孕期过度肥胖。

⊙操作步骤：快走的姿势与散步姿势差不多，手臂摆动幅度更大一些，步伐也更快一些。最好是每周坚持20~45分钟。

☞半蹲

⊙运动功效：拉伸骨盆，增强腿部力量，有助于分娩。

⊙操作步骤：两脚自然分开，膝盖朝向脚尖方向，手臂自然下垂于身体两侧，目视前方。吸气时屈膝半蹲，手臂向前平举，呼气时还原，反复练习10次。

☞坐姿运动

⊙运动功效：增加氧气的吸收量，为胎宝宝提供充足的氧气。

⊙操作步骤：准爸爸和孕妈妈相对而坐，互相抓住对方的手腕，两腿打开，两脚相对，如果准爸爸和孕妈妈的腿足够长，可以交叉放在一起。两人保持同步呼吸。呼气时二人同时向前面压。两人同时吸气，并向后仰，然后再呼气回复到向前压。

⊙注意事项：如果担心运动中有意外的话可以在孕妈妈周围放一些靠垫和其他软的东西，预防孕妈妈发生磕碰。

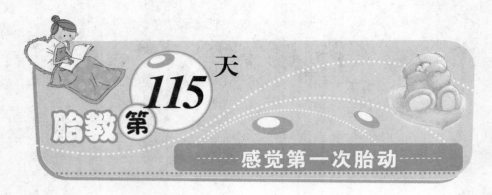

胎教第115天

感觉第一次胎动

感觉胎动

事实上，在胎儿形成之初，胎动就已经存在了，不过，因为胎儿还太小，再加上有羊水的阻隔，妈妈通常感觉不到；直到怀孕16～20周，孕妇可以第一次感觉到胎动。胎动在刚开始时并不明显，但之后会越来越明显且频繁，有的时候，甚至可以直接看到孕妈妈的肚皮局部隆起。

胎动的频率

胎动是宝宝健康的指针，平均一天的正常胎动次数，可由怀孕24周的200次，增加到32周的500多次，到足月时，会减少到约280多次，不过一般孕妇是不会感觉到那么多的胎动。当孕妈妈吃完饭后，血糖升高，胎儿的心情愉快，这段时间是胎动最活跃的时候，而晚餐过后更是胎动最频繁的时候。

胎儿的行为状态

胎动指的是胎儿的主动性运动，呼吸、张嘴运动、翻滚运动等，如果是被动性的运动，像受到母亲咳嗽、呼吸等动作影响所产生的，就不算是胎动。胎动可以分为睡眠和清醒两个时期。睡眠时又可分为安静睡眠期和活动睡眠期。安静睡眠期：利用超声波即可观察得到，胎儿处于完全睡眠的状态，对于外界的刺激或声音，都没有明显的反应，因为不容易被吵醒，此时几乎没有胎动产生。活动睡眠期：有各种不自主的运动，如手脚运动、翻滚等，胎儿的心跳也会有加速的现象，容易感受到外来的刺激。如果此时孕妈妈稍微变换一下姿势，胎儿就可能会被惊动而醒来。清醒时：胎儿全身性和各部位的运动，如肢体运动、脊椎屈伸运动、翻滚运动、呼吸运动、快速眼睑运动等。

胎教第 **116** 天

应对孕期抑郁症

 导致孕期抑郁症的因素

孕期抑郁症的症状：不能集中注意力，焦虑，极端易怒，睡眠不好，非常容易疲劳，有持续的疲劳感，不停地想吃东西或毫无食欲，对什么都不感兴趣，总是提不起精神，持续地情绪低落，想哭，情绪起伏很大，喜怒无常等。导致孕期抑郁症的原因有：怀孕期间体内激素水平的显著变化，可以影响大脑中调节情绪的神经递质的变化，在怀孕6～10周时初次经历这些变化。激素的变化将使孕妇比以往更容易感觉焦虑，因此，当孕妇开始感觉比以往更易焦虑和抑郁时，应注意提醒自己，这些都是怀孕期间的正常反应，以免陷入痛苦和失望的情绪中不能自拔。

 孕期抑郁症的对应方案

放弃那种想要在婴儿出生以前把一切打点周全的想法。也许你会觉得应该抓紧时间找好产后护理人员，给房间来个大扫除，或在休产假以前把手头做的工作都结束了，其实在列出的一大堆该做的事情前面应该郑重地加上一条，那就是"善待自己"。一旦孩子出生，就再也没有那么多时间来照顾你自己了。所以，当怀孕的时候应该试着看看小说，吃可口早餐，去树林里散散步，尽量多做一些感觉愉快的事情。照顾好自己，是孕育一个健康可爱宝宝的首要前提。

胎教第**117**天

孕妇喝水的常识

 规则一：水要喝够

孕期，孕妈妈体内的血流量增加了一倍，需要摄取大量水分。因此，孕妇必须喝足够的水，即每天1000～1500毫升为宜，以供循环和消化，并保持皮肤健康。如果进水量过少，血液浓缩，血液中代谢废物的浓度也相应升高，排出就不太顺利，可增加尿路感染的机会，不仅对胎儿的新陈代谢不利，对孕妇的皮肤护理和养颜也不利。相反，如果水分摄取过多，会加重肾脏负担，多余的水分就会潴留体内，引起水肿。

 规则二：定时定量

很多孕妇会等到口渴时才饮水，其实这样做是错误的，因为口渴犹如田地龟裂后才浇水一样，是缺水的结果，而不是开始，是大脑中枢发出要求补水的救援信号。口渴说明体内水分已经失衡，细胞缺水已经到了一定的程度。

那到底应该按照什么规律喝水呢？要合理地安排时间，如果孕妈妈的生活极为规律，最好按以下方案来进行：

早上起床后饮用一杯水；上午10时左右一杯；午餐后1小时补充一杯；下午4时一杯；晚餐后1小时补充一杯；睡前再来一杯。

这样可以使孕妈妈每天的24小时都不会发生缺水。

不过什么事情都不是绝对的，孕妈妈的饮水量还要根据自己活动量的大小、体重、季节、地理环境的变化等多种因素来酌情增减。

 必要时减少饮水量

如果孕妈妈已发生肿胀，就应该注意控制饮水量，每天在1000毫升以内为宜，以免加重妊娠水肿。同时要注意饮食习惯，多吃高蛋白的食物，适量限制食盐摄入，并保持大便通畅。

胎教第 **118** 天

行为胎教也是对胎儿的良好教育

爱抚

爱抚可提前在妊娠3个月时进行，在胎动激烈时或在各种胎教方法之前都可操作。孕妇仰卧在床上，头不要垫得太高，全身放松，呼吸匀称，心平气和，面部微笑，双手轻放在腹部，也可将上半身垫高，采取半仰姿势。不论采取什么姿势，但一定要感到舒适。双手从上至下，从左至右，轻柔缓慢地抚摩胎儿，心里可以想象你双手真的爱抚在可爱的小宝宝身上，有一种喜悦和幸福感，深情地默想"小宝宝，妈妈真爱你""小宝宝真舒畅""小宝宝快快长，长成一个聪明可爱的小宝贝"等，每次2~5分钟。8个月时，胎儿的头和背已经分清，此时如胎儿发脾气，母亲可用爱抚法抚摩胎儿头部，安抚胎儿，一会儿胎儿就会安静下来，用轻轻蠕动来回答。

指按

指按在妊娠4个月有胎动感时，即可开始操作，姿势同爱抚法，可做完爱抚后，接着做此。用食指或中指轻轻触摸胎儿，然后放松即可。开始时，胎儿一般不会做出明显反应，待母亲手法娴熟并与胎儿配合默契后，胎儿就会有明显反应。如遇到胎儿"拳打脚踢"强烈反应，表示胎儿不高兴，应停止动作。指按应定时做，一般在每天睡觉前（晚上9~10点）胎儿活动频繁时做，每次时间在3~5分钟为宜。

拍打

拍打适用于妊娠5个月以上的孕妇，姿势同爱抚法。当胎儿踢肚子时，母亲轻轻拍打被踢部位，然后再等待第二次踢肚。一般在一二分钟后，胎儿会再踢，这时再拍几下，接着停下来。如果拍的地方改变了，胎儿会向改变的地方再踢，注意改拍的位置离原来踢的位置不要太远。每天早晚共进行两次，每次3~5分钟。

胎教第 **119** 天

心灵的沟通，与宝宝对话

 实施月份

一般而言，怀孕到第 5 个月时，胎儿就有了听觉的发展，能听到外界的声音，因此，很多人认为这个时候是实施子宫对话胎教法的最佳时机。

 练习方法

首先，从确切知道怀孕的消息开始，就要经常将思绪用"心灵沟通"的方式传达给胎儿，并时常唱歌给他听，与他说话，让他习惯你和准爸爸的声音，等到胎儿完全习惯了父母的声音后，每当你们发出声音或在思考时，胎儿就能感觉到你的心灵，听到你的话语。

接着，可以从怀孕第 5 个月开始，尝试着让胎儿集中意识，并大声地读基本的单字、数数，指认自然界的花草树木等，让他时刻感受到你和他的交流，从而促进智力的发育。

 注意事项

由于子宫对话胎教法的好处在于能够将孕妇的情绪、思想、语言传达给腹中的胎儿，所以，建议孕妇多用爱去关爱胎儿，多思考、多学习、多与他说说话，千万不要懒惰或经常性地情绪不好。否则，将来的宝宝会有可能是一个怠惰、散漫、思考能力差、脾气暴躁的小孩哦！准备好了吗？每天多说话给腹中的小宝宝听吧！

胎教第 120 天

孕期运动常识

运动对胎儿的好处

运动为孕妈妈大脑提供充足的氧气和营养，促使大脑释放脑啡肽等有益物质，这些物质可通过胎盘进入胎儿体内，加快新陈代谢，从而促进其生长发育。运动可以摇动羊水，刺激胎儿全身皮肤，就好像给胎儿做按摩，十分利于胎儿的大脑发育。

每天做运动的时间

如果你生活在城市中，16:00~19:00 这段时间的空气污染相对严重，孕妈妈做运动或者外出最好避开这段时间。

适合孕妈妈的运动

到孕中期，胎儿逐渐长大，形成了胎盘，胎儿较为稳固，母亲也适应了胎儿的存在。这时可以适当运动，但要注意四个字"力所能及"。可以做的运动有游泳、慢舞、打乒乓球、散散步等。

⊙散步：这是最理想、最安全的运动，可以贯穿整个孕期。

⊙打乒乓球：这是可温可火的运动，即便平时是乒乓猛将，此阶段也要平和地对打，不要猛抽猛扣。

⊙跳舞：当随着美妙的旋律翩翩起舞的时候，你是在有规律地活动手脚和全身，紧张的肌肉、疲惫的心情都得到了放松。当然你不要忘记自己的身份，切忌疯跳狂舞。

⊙游泳：水的浮力会将人整体托起，在运动中不会太疲劳。游泳可缓解孕妇的背部疼痛，也会减轻水肿。但不会游泳的孕妈妈不可在孕期现学，以免发生危险。

胎教第 **121** 天

怀孕中期性生活方案

 妊娠中期性生活应节制

在妊娠中期，性生活是相对安全的，但也要适度，有节制，动作尤其不可粗暴。在妊娠4~7个月时，子宫逐渐增大，胎膜里羊水量增多，胎膜的张力逐渐增加。这个时期最重要的是维持子宫的稳定，保护胎儿生活和发育的正常环境。如果孕妇健康状况良好，胎儿情况正常，那么在妊娠中期可以过性生活，但也必须节制。倘若房事过频，用力较大，压迫腹部，会导致胎膜早破，脐带可能从破口脱落到阴道甚至阴道外，使胎儿因得不到营养和氧气而立即死亡，或者导致流产。另外也有可能导致子宫腔感染。重症感染可使胎儿死亡，轻症感染也会使胎儿身体和智力的正常发育受到影响。

 妊娠中期的体位

孕妇双腿并拢的正常体位和孕妇腿部伸直的侧卧位最好。如果准爸爸较胖或腹部较大时，应采取半坐位或准爸爸躺在背后的背后侧卧位。如果担心诱发子宫收缩，也可以互相抚摩为主，通过彼此触摸，达到性爱目的。

胎教第 **122** 天

预防与消除腿部水肿

 ### 水肿与静脉曲张的原因

女人在怀孕期间，有几个主要原因会促使水肿与静脉曲张的发生：怀孕时静脉血流量骤增；子宫羊水和胎儿的压迫造成大腿静脉血液回流阻塞。

以上原因导致血液长时间积压腿部，造成静脉功能受损，引发血液循环不良等症状，尤其在怀孕末期时，孕妇不仅腿部胀痛，水肿现象更为严重。

 ### 改善腿部水肿与静脉曲张

孕妇可从生活习惯上改善腿部浮肿与静脉曲张的状况。如平时保持运动习惯；避免长时间站立或久坐，挑选具有缓和腿部疲劳、消除腿部水肿的腿部保养品，在腿部感到不舒服时，随时使用；于每晚洗完澡后，再配合双腿按摩，可以有效舒缓酸痛及肿胀感；晚上入睡时，多拿一个枕头垫在脚下，也可以帮助血液回流。

 ### 护腿必备——弹性袜

弹性袜可提供腿部肌肉支撑力，以物理性辅助施压，帮助血液回流，是每一位孕妈妈的必备用品。

胎教第 **123** 天

选择适宜的内衣

 选择舒适的文胸

怀孕时，乳房是从下半部往外扩张的，增大情形与一般文胸比例不同，因此，应该选择专为孕妇设计的文胸。这类文胸多采用全棉材料，手感柔软，罩杯、肩带等都经过特殊的设计，不会压迫乳腺、乳头，造成发炎现象。从怀孕到生产，乳房约会增加原先罩杯的两倍，孕妈妈应根据自身乳房的变化随时更换不同尺寸的文胸，不能为了省事而一个尺码用到底。尺码太小、过紧的文胸会影响乳腺的增生和发育，还会与皮肤摩擦而使纤维织物进入乳管，造成产后无奶或少奶。相反，如果一开始就选一个超过自己乳房实际尺码的宽松文胸，也是不可以的。这是因为怀孕期间乳房的重量增加，下围加大，如果不给予恰当

的支持与包裹，日益增大的乳房就会下垂，乳房内的纤维组织被破坏后也很难再恢复。

 尽早选择孕妇专用内裤

怀孕初期，虽然孕妈妈的腹部外观没有明显的变化，但自己可以明显感到腰围变粗了。这期间就应尽快将自己的内裤更换成孕妇专用内裤。

 孕后期选择托腹内裤

怀孕进入 8 至 10 个月时，腹壁扩张，并出现所谓妊娠线，尤其进入第 10 个月时，变大的子宫会往前倾而使腹部更突出。此时，选择一些有前腹加护的内裤较为合适。托护部位的材质应富有弹性，不易松脱，即使到了孕后期也不觉得紧勒。

 核桃

补脑、健脑是核桃的第一大功效，另外因其含有的磷脂具有增强细胞活力的作用，能增强机体抵抗力，并可促进造血和伤口愈合。另外，核桃仁还有镇咳平喘的作用。尤其是经历冬季的孕妈妈，可以把核桃作为首选的零食。

 夏威夷果

夏威夷果含有大量的不饱和脂肪酸和优质蛋白，以及对大脑神经细胞有益的维生素 B，其中富含的十几种氨基酸是构成脑神经细胞的主要成分，有益于改善脑部营养，同时，其中富含的不饱和脂肪酸，还能有效调节血脂、血糖。

 松子和榛子

松子中富含维生素 A 和维生素 E，以及人体必需的脂肪酸和油酸、亚油酸，还含有其他植物所没有的皮诺敛酸，具有改善人体新陈代谢、防癌抗癌的功效。可以生吃，也可做成松仁玉米或者加入点心中食用。

榛子中富含不饱和脂肪酸、矿物质和维生素，具有开胃、健脑、明目的功效，其中富含的纤维素还有助消化、预防便秘。

 栗子

栗子含有丰富的糖、淀粉、蛋白质，脂肪含量比较低，碳水化合物含量比一般坚果都高。同时还含有多种维生素及铁、钙、钾、磷等矿物质，尤其是维生素C、维生素B和胡萝卜素的含量较高。孕妈妈常吃板栗不仅可以健身壮骨，而且有利于骨盆的发育成熟，还可消除疲劳。

胎教第 **125** 天

应对贫血的方法

 食物要多样化

可经常进食牛奶、胡萝卜、蛋黄，多吃含维生素丰富的果蔬，这些食物可以补充维生素 A，有助于铁的吸收。还可于三餐间补充些牛肉干、卤鸡蛋、葡萄干、牛奶、水果等零食。

 多吃高蛋白食物

多吃高蛋白食物，比如牛奶、鱼类、蛋类、瘦肉、豆类等，这些食物对贫血的治疗有良好效果，但要注意荤素结合，以免过食油腻伤及脾胃。

 在医生指导下服用铁剂

对有些孕妇来说，孕期单从饮食中摄取铁质，有时还不能满足身体的需要。有明显缺铁性贫血的孕妇，可在医生的指导下选择摄入胃肠容易接受和吸收的补铁口服液。

 随手可得的补血食物

贫血不是很严重的孕妈妈最好食补，生活中有许多随手可得的补血食物，如瘦肉、家禽、动物肝及血、蛋类等富含铁的食物。

有些植物性食品中不但含有铁质、胡萝卜素及其他养分，还有易于消化吸收的优点。以下介绍几种常见补血食物。

⊙黄花菜：黄花菜含铁量最大，比大家熟悉的菠菜高了20倍，还含有维生素、蛋白质等营养素，并有利尿健胃的作用。

⊙黑豆：我国向来认为吃豆有益，尤其是黑豆可以生血、乌发。黑豆的吃法随个人之便，孕妇可用黑豆煮乌鸡。

⊙胡萝卜：胡萝卜富含维生素，且含有一种特别的营养素——胡萝卜素。胡萝卜素对补血极有益，所以用胡萝卜煮汤，是很好的补血汤饮。

胎教第 **126** 天

提高音乐胎教的效果

听音乐每次不要超过 20 分钟

据医学研究表明，给宝宝听音乐每次不能超过 20 分钟。因为在人类神经活动过程中，中枢神经系统的兴奋与抑制是相互转化的。当外界刺激持续时间过久或过于强烈时，相应中枢的兴奋过程就会转入抑制。

例如，当一种声音刚出现时，会立刻引起神经中枢的兴奋（即引起人们的注意），但是这种声音持续一段时间后，神经中枢就会由兴奋转入抑制，人们也就不再注意这种声音了。所以，给宝宝听音乐的时间不宜过久，这是根据宝宝脑神经细胞的特点来确定的。

早晚的音乐胎教宜柔和

孕妈妈如果选择在早、晚进行直接音乐胎教，只能播放轻松、舒缓宁静的乐曲，这样会使宝宝感受到外部世界充满了慈爱和温馨。妊娠 29～38 周期间，胎宝宝醒着的时间增多，胎动的次数也增多，可以增添一些节奏感稍强的乐曲，但切忌播放摇滚乐。

提高智力的音乐

如海顿的《D 大调弦乐四重奏》（即《云雀》），贝多芬的《E 小调弦乐四重奏》（即《拉索莫夫斯基》）和《降 B 大调钢琴三重奏》（即《大公》），舒伯特的《降 B 大调第五交响曲》和《A 大调钢琴五重奏》（即《鳟鱼》），这些作品旋律优美，主题鲜明，节奏明快，能将孕妈妈带到一种无限遐想的意境。

振奋精神的音乐

如民乐《娱乐升平》《步步高》《狂欢》《金蛇狂舞》等，这类作品曲调激昂，旋律变化较快，能让孕妈妈振奋精神，积极向上。

TAIJIAO MEI RI YI YE

胎教第127天

用轻柔的语调来给宝宝讲故事

 给宝宝讲故事的技巧

孕妈妈最好每天多读一些书，并把书上的事情讲给胎宝宝听。孕妈妈可以选一则非常有趣、能够感到身心愉悦的儿童故事、童谣、童诗，将作品中的人、事、物详细、清楚地描述出来，让胎宝宝融入故事描绘的世界中。选定故事内容之后，设定每天的"讲故事时间"，最好是爸爸妈妈两人每天各念一次给胎宝宝听，借讲故事的机会与胎宝宝沟通、互动。

 注意宝宝的反应

在给胎宝宝讲故事持续了一个月之后，孕妈妈不妨注意一下：是否有些特别的字或句子可以引起胎宝宝的特定反应？胎宝宝听到某一特定字的或句子时是否会踢脚？胎宝宝是否对不同的故事做出不同的反应？对孕妈妈或准爸爸的声音是否也有不同反应？借着胎宝宝的不同反应，可以和他形成良好的互动、沟通。

 讲故事时要注意的问题

首先，为了让孕妈妈的感觉与思考能和胎宝宝达到最充分的交流，孕妈妈最好是保持平静的心境并保持注意力集中。

其次，在念故事前，最好先将故事的内容在脑海中形成影像，以便生动地传达给胎宝宝。

另外，在选择胎教书籍时，不要有先入为主的观念，自以为胎宝宝会喜欢那些书籍，应该尽量广泛阅读各类书籍。

胎教第 **128** 天

孕期不宜多吃的水果

山楂

山楂活血化瘀通经，对子宫有一定的收缩作用，在怀孕早期应注意要少量食用，有流产史或有流产征兆的孕妇应忌吃，即使是山楂制品也不例外。

荔枝、桂圆

从中医角度来说，妇女怀孕之后，体质一般偏热，阴血往往不足。此时，一些热性的水果如荔枝、桂圆等应适量食用，否则容易产生便秘、口舌生疮等上火症状，尤其是有先兆流产的孕妇更应谨慎，因为热性水果更易引起胎动不安。

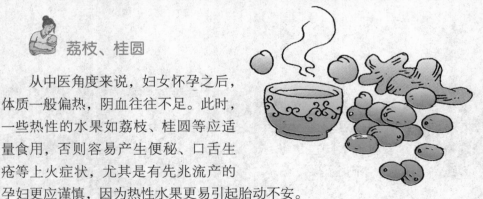

柑橘

柑橘具有富含柠檬酸、氨基酸、碳水化合物、脂肪、多种维生素、钙、磷、铁等营养成分，是孕妇喜欢吃的食品。柑橘虽好，但不可多食。因为柑橘容易引起燥热而使人上火，发生口腔炎、牙周炎、咽喉炎等。孕妇每天吃柑橘不应该超过3个。

胎教第 **129** 天

选择适合自己的鞋子

孕期不能穿高跟鞋

女性怀孕后，身体有了变化，肚子一天一天增大，体重增加，身体的重心前移，站立或行走时腰背肌肉和双脚的负担加重，如果再穿高跟鞋，就会使身体站立不稳，容易摔倒。另外，因孕妇的下肢静脉回流常常受到一定影响，站立过久或行走较远时，双脚常有不同程度的浮肿。此时穿高跟鞋由于鞋底、鞋帮较硬，不利于下肢血液循环。因此，孕妇不宜穿高跟鞋。

鞋要松软、透气性好

孕妇不宜穿用合成革、尼龙等材料做的鞋，最好是羊皮鞋或布鞋。孕晚期因脚部浮肿，要穿松紧性稍大一些的鞋子。脚背要与鞋子紧密结合，有能牢牢支撑身体的宽大后跟，鞋底应带有防滑纹。

正确保持脚底的弓形

可用2~3厘米厚的棉花团垫在脚心部位作为支撑。鞋子的宽窄、大小均要合适，重量宜轻。尤其是孕妇到了怀孕6个月后，应选穿比自己脚稍大一点的鞋为宜。

穿便于脱换的轻便鞋

因为下蹲、弯腰的时候会夹到肚子，所以穿鞋这件平时很容易办到的事情也变得困难起来。尤其临产、肚子很大的孕妈妈，甚至无法自己穿鞋。这时，孕妇不要穿系鞋带的鞋子，要选择穿脱方便、站着就可以穿的鞋子，这样就免去了弯腰的麻烦。穿鞋的时候最好坐着穿或是扶着墙壁，能够平衡身体，比较安全。

胎教第 **130** 天

孕妈妈夏季方案

夏季的饮食

夏季天气炎热，细菌感染的机会比较多，是肠胃疾病高发的季节，孕妇尤其要注意饮食卫生，不能吃生、冷、隔夜的食物。注意不要过多食冷饮，吃水果也要适度，以免伤脾胃。夏季出汗多时应补充足量的水分和盐分。在营养方面，孕妇饮食应以高蛋白、高维生素、丰富矿物质为主，但要注意膳食平衡，合理营养，不宜盲目追求高营养进补，以免事与愿违。

夏季的居室

孕妇为了满足胎儿的需要，摄入食物及排泄废物的量均显著增加，甲状腺功能增强，比常人代谢快，所以常常会大汗淋漓，很多孕妇都喜欢用空调来驱汗降温。使用空调时，为了保持室内温度，需要紧闭门窗，这样就造成了室内外温差比较大，极易感冒，所以开空调的房间一定要注意开窗通风，空调的温度不宜太低，25℃～26℃比较合适。同时，睡觉时注意盖好腹部，以防受凉。纳凉的时候最好不要坐在风口。

胎教第**131**天

孕妈妈科学度寒冬

 严防病毒感染

冬季气温低，室内、室外温差变化大，人体抵抗力降低，容易感染流感、风疹病毒，这会给胎儿尤其是孕早期胎儿带来不同程度的伤害。因此，孕妇要注意衣着和起居，及时添加衣服，防止受凉感冒。尽量减少外出，特别是不要去公共场所，以免感染疾病。

 加强营养补充

冬季绿叶蔬菜比较少，孕妇容易缺乏维生素 C，应因地制宜，有计划地多吃些水果和蔬菜。由于冬季人体散热较多，孕妇应多吃些鱼、瘦肉、家禽、蛋类、乳类及豆制品等营养丰富、热量高的食品，还可以吃一些红枣、板栗、核桃等干果，以满足母子的营养需要。

 保持室内空气流通

冬季门窗紧闭，空气不流通，取暖及生活用燃料产生的废气会加重室内空气的污染，因此应每天定时打开窗户或安装排气扇，使空气得以流通，从而使孕妇和胎儿免受空气污染。

 经常晒太阳

太阳光中的红外线能给人以热能，使人体血管扩张，新陈代谢加速，抵抗力增强；阳光中的紫外线能帮助人体内钙质吸收，孕妇担负孕育胎儿的重任，比一般人需要更多的钙质，以保障胎儿的骨骼发育。冬季天气寒冷，紫外线强度相对减少，加之室外活动少，容易缺钙。因此，孕妇在冬季天气好的时候应多晒太阳，以利于母子健康。

胎教第 132 天

孕妈妈对胎儿说话的技巧

要持之以恒

胎教不可"三天打鱼，两天晒网"。对胎儿说话，持之以恒很重要。每次的时间短一些也不要紧，但要尽量坚持每天至少进行一次。很快你就会发现，宝宝会回应你的。母亲怀孕 280 天，每天每时为腹中小宝宝奉献爱心，定会培育出聪明、健康的宝宝。

保持放松的心情

对胎儿说话时，保持放松愉悦的心情是非常重要的。孕妈妈自己不要觉得有负担，情绪上保持愉悦很重要。如果妈妈总有"真烦呀"等抵触情绪，无形中就会成为一种压力，而这种压力会传递给胎儿。因此，妈妈自己要保持轻松愉快的心情，如果能把它作为一种享受，就再好不过了。

对话时想象宝宝的长相

据有关报道，人体左脑支配语言和理论方面的思考，右脑支配视觉和情感方面的思考。一般来说，中国人更偏向于使用左脑，而绘画或用黏土勾勒出胎儿的长相，将有利于激发右脑的发育。对妈妈大脑的这种刺激，同时也会通过脐带传递到胎儿的大脑中，所以一定要尝试着做一做。

胎教第**133**天

如何预防和处理孕期抽筋

 处理抽筋的方法

抽筋部位不同，应对方法却大同小异。如果置之不理，抽筋可以持续 1～15 分钟，也可能在短时间内重复发作。救治抽筋不应强拉硬扯，要避免拉伤肌纤维。

处理步骤：按摩抽筋部位；小心地舒展、拉长抽筋部位的肌肉，使它保持在伸展状态；在抽筋局部用毛巾热敷。

 防止抽筋的技巧

抽过筋的人一定希望知道怎样做才能保证今后不再有同样的体验。其实，防止抽筋的有效办法就是避免和消除那些与抽筋紧密相关的诱发因素。

经常锻炼身体，防止肌肉过度疲劳。运动前做好充分的预备活动，伸展开腿部、腰部、背部、颈部和两臂的肌肉。增加运动量不可过急，应该遵守每星期增加 10% 的原则。

经常喝水，不要等到口渴的时候再喝。大量出汗时应该补充营养强化型的运动饮料。

注意饮食平衡，特别是从饮食中补充各种必需的营养成分。例如，喝牛奶和豆浆可以补钙；吃蔬菜和水果可以补充各种微量元素。

孕妇要经常改变身体姿势，每隔 1 小时左右活动 1 次，临睡前可用温水洗脚和小腿，还可根据身体的特殊需要，补充包括钙在内的营养成分。

夜里抽筋的人，尤其要注意保暖，不妨试一试在睡觉前伸展一下肌肉，尤其是容易抽筋的肌肉部位。

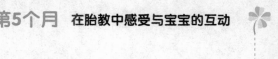

胎教第 **134** 天

在运动中获得最大的舒适

TAIJIAO MEI RI YI YE

练习盘腿坐

早晨起床和临睡时盘腿坐在地板上，两手轻放两腿上，然后两手用力把膝盖向下推压，持续一呼一吸时间，即把手放开。如此一压一放，反复练习2～3分钟。此活动通过伸展肌肉，可达到松弛腰关节的作用。

骨盆扭转运动

仰卧，左腿伸直，右腿向上屈膝，足后跟贴近臀部，然后，右膝缓缓倒向左腿，使腰扭转。接着，右膝再向外侧缓缓倒下，使右侧大腿贴近床面。如此左右交替练习，每晚临睡时各练习3～5分钟。此项运动可加强骨盆关节和腰部肌肉的柔软性。

振动骨盆运动

仰卧，屈膝，腰背缓缓向上呈反弓状，复原后静10秒钟再重复；然后，两手掌和膝部着地，头向下垂，背呈弓状，然后边抬头，边伸背，使头背在同一水平上，接着仰头，使腰背呈反弓状，最后头向下垂，反复。振动骨盆运动的目的是松弛骨盆和腰部关节，使产道出口肌肉柔软，强健下腹肌肉。

腹式呼吸练习

腹式呼吸应从卧位开始，分四步进行：第一步用口吸气，同时使腹部鼓起；第二步再用口呼气，同时收缩腹部；第三步用口呼吸熟练后，再用鼻吸气和呼气，使腹部鼓起和收缩；第四步在与呼吸节拍一致的音乐伴奏下做腹式呼吸练习。

四肢运动

上肢运动：孕妇站立，双手向两侧展开，手、胳膊与肩抬至同一水平线，将手臂进行前后水平摇摆。下肢运动：孕妇站立，用一条腿支撑身体，另一条腿尽量高抬（注意手最好能扶物支撑，以免跌倒），然后可反复几次。

胎教第 **135** 天

胎教音乐不拘于固定方式

胎教音乐的方法

胎教音乐的方法多种多样。由于人们的文化水平、禀赋素质、欣赏水平、生活环境等不可能都一样，有的孕妇喜欢民乐，有的则对古典音乐感兴趣。因此也就不可能对所有孕妇都统统使用固定的曲子。所以，施以胎教音乐时不一定拘于一种方式与形式。常可供孕妇采用的音乐胎教方法有：器物灌输法、音乐熏陶法、朗诵抒情法等。

器物灌输法

这种音乐胎教的方法是英国心理学家奥尔基发明的。利用器物灌输法进行音乐胎教，可准备一架微型扩音器，将扬声器放置于孕妇的腹部，当乐声响时不轻地移动扬声器，将优美的乐曲通过母腹的隔层，源源不断地灌输给胎儿。

在使用时需要注意，扬声器在腹部移动时要轻柔缓慢，并且不宜播放时间过长，以免胎儿过于疲乏，一般每次以 5～10 分钟为宜。

音乐熏陶法

本方法主要适宜爱好音乐并善于欣赏音乐的孕妇采用。有音乐修养的人，一听到音乐就进入了音乐的世界，情绪会变得愉快、宁静和轻松。

孕妇每天欣赏几支音乐名曲，听几段轻音乐，在欣赏与倾听当中借曲移情，沉浸于一江春水、波光粼粼岸芷汀兰，郁郁青青的妙境，徜徉进芭蕉绿雨的幽谷，好似生活在美妙无比的仙境，遐思悠悠，当然就可以收到很好的胎教效果。

朗诵抒情法

在音乐伴奏与歌曲伴唱的同时，朗读诗或词以抒发感情，也是一种很好的胎教音乐形式。

胎教第 **136** 天

孕妈妈头发护理常识

洗发水的选择

孕妈妈的皮肤比原先更敏感，为了防止刺激头皮，影响胎儿，孕妈妈要选择适合自己发质且性质比较温和的洗发水。如果原先使用的洗发水品牌性质温和，最好能沿用，不要突然更换洗发水。特别是不要使用以前从未使用过的品牌，防止皮肤过敏。发质变干的孕妈妈，可以对头发进行营养护理，同时按摩头皮来促进头部血液循环。

头发的护理

对孕妇来说应该比平时更经常地洗头。但是洗过之后，不要用强风吹干，不要用卷发器卷头发，头发未干时切勿梳头，也不要过多地给头发喷雾等，以免抵消洗头的效果。在怀孕期间，简化头发护理过程十分重要。发型尽可能任其自然，切勿过多梳理，及过热的吹风等。这样，孕妇做起来容易，而且自我感觉也好。怀孕期间，要把头发当做干枯发质来养护，因为怀孕期的头发常常比正常情况下干燥些。孕妇产后常会脱发，所以，在怀孕期间需要尽可能多地护养头发。

洗头后湿发的处理

利用干发帽、干发巾就可以解决这个问题。由于干发帽的吸水性强、透气性佳，所以很快就能弄干头发。淋浴后也能马上睡觉，还能防感冒。要注意选用抑菌、卫生、质地柔软的干发帽、干发巾。

胎教第**137**天

让孕妈妈处于最舒适的状态

 丈夫多和妻子谈论胎儿情况

丈夫要多与妻子谈论胎儿情况，多关心妻子妊娠反应的情况，与妻子谈论胎儿在母亲腹中安详舒适、自由自在的样子。还要经常和妻子猜想宝宝的脸蛋长得多么漂亮，眼睛多么明亮，增加母子生理、心理上的联系，增进母子的感情，消除妻子因妊娠反应所引起的不愉快，而对腹中的胎儿的怨恨。实验证明，孕妇与胎儿有着密切的心理联系，孕妇对胎儿有任何厌恶的情绪或流产的念头，都不利于胎儿的身心健康。

 分享妻子的感觉

孕妈妈需要有人当她的听众，分享她的快乐与忧虑，而丈夫正是最佳人选，如此可拉近夫妻双方甚至与孩子的距离，培养出彼此互相信赖的关系与亲密的感情。所以，面对孕妈妈的述说，丈夫不要有厌烦心理，要当好听众。

 减少妻子外来的侵扰

孕妈妈不宜涂用清凉油或风油精、万金油之类药物，因为这些物质中含有樟脑、薄荷、桉叶油等成分。樟脑可经皮肤吸收，对人体产生某种影响。对孕妇来说，樟脑还可穿过胎盘屏障，影响胎儿正常发育，严重的可导致畸胎、死胎或流产。丈夫在关心妻子身体健康时应该注意，避免让妻子接触到风油精等这类物质。在夏天的时候，可以为妻子摇扇或用其他方式驱蚊，丈夫在这方面对妻子的关心还能促进夫妻间感情，缓解、稳定孕妈妈孕期起伏的情绪。

胎教第 **138** 天

欣赏文学作品

 ### 选择适宜的书

读一本好书，犹如和一位哲人在进行思想交流，如沐春风，充满智慧之光；读一本好书，不仅可以提高个人修养，开阔视野，还可以启迪心智；读一本好书，不仅可以陶冶情操，还可以领悟多样人生。可以给宝宝选择一些积极向上的世界名著、伟大人物的传记、经典的诗歌、儿歌、世界各地的山水和名胜古迹的游记以及精美的画册等阅读。

 ### 忌讳不宜的书

为了保持心境宁静，情绪稳定，孕妈妈不宜看打斗、杀戮的作品，世俗人情写得过分悲惨凄厉的文学作品也不宜看，如黄色书刊、趣味低下的街头画册、思想过于低沉的书等。这些书里充满了打斗、淫秽、杀戮，孕妈妈长期处在不良的精神状况中，对宝宝的发育极为不利。

 ### 积极向上的书目

如《居里夫人传》《小木偶奇遇记》《克雷诺夫寓言诗》《三毛流浪记》《塞外风情》《长江三日》《伊索寓言》《西游记》《儒林外史》《钢铁是怎样炼成的》，以及安徒生、格林童话等。另外，朱自清、冰心、秦牧等作家的散文作品优美隽永，耐人寻味，也可以阅读。除此之外，吟咏古典诗词，也是有利于胎教的。

 ### 儿童文学作品书目

如《伊索寓言》《克雷诺夫寓言诗》等，欣赏过程中会使自己回到童年时代，产生童心和童趣，无形之中培植了孕妇的爱子之心。《木偶奇遇记》等写得生动有趣，既幽默又富于感情色彩，不仅能化解孕期的烦乱心绪，而且有助于领悟儿童的心理特征，使自己成为一位称职的母亲。

胎教第 **139** 天

胎宝宝缺氧要及早发现

缺氧的危害

缺氧是导致胎儿屈死于母腹、新生儿染疾或夭折及儿童智力低下的主要原因。

胎动改变

胎动是胎儿正常的生理活动，妊娠 18～20 周孕妇便可以感知。胎动情况因不同胎儿而有别，一般静型胎儿比较柔和，次数较少；兴奋型胎儿胎动动作大，次数较多。如果一个原本活泼的胎儿突然安静，或一个原本安静的胎儿突然躁动不安，胎动低于 10 次/12 小时或超过 40 次/12 小时，则有可能胎儿宫内缺氧。此乃胎儿为了降低氧的消耗或缺氧影响中枢神经所致。

胎心异常

正常的胎心是规律、有力的，为 120～160 次/分钟，如胎位正常，在孕妇下腹的左侧或右侧即胎背所在的一侧，丈夫可借助简单的器械听取。胎动减少前，出现胎心过频，若超过 160 次/分钟，为胎儿早期缺氧的信号；胎动减少或停止，胎心少于 120 次/分钟，则为胎儿缺氧晚期。听取胎心的位置应在医生指定处，但须注意，若胎心异常，则应间隔 20 分钟再听。若胎心过快，应该在没有胎动时复听。

生长停滞

缺氧后胎儿的生长也会迟缓。胎儿生长情况可以测量子宫底高度（耻骨联合上方到子宫底最高处距离）得知。正常情况下，妊娠 28 周以后应每周增加 1 厘米左右，孕妇可定时在家里或到医院测量。如果持续两周不增长，则应做进一步检查。

胎教第 **140** 天

需要浓浓爱意地抚摩

做"体操"或"散步"

胎宝宝一般在傍晚时活动较多，最好选择此时进行。孕妈妈排空膀胱后，仰卧于床上或坐在舒适宽大的椅子上，全身放松，把双手手指放在腹面上。然后，伴着轻松的音乐，按从上到下、从左到右的顺序，轻轻、反复地做抚摩动作。经过一段时间，只要孕妈妈一触摸，胎宝宝就会一顶一蹬地主动迎上来。

和胎宝宝玩"踢肚"游戏

胎宝宝开始踢妈妈肚子时，孕妈妈要轻轻拍打被踢部位，等待第二次踢肚；一般来讲，1～2分钟后胎宝宝可能会再踢，这时孕妈妈轻拍几下再停下来；待胎宝宝再踢时，若孕妈妈改换拍的部位，胎宝宝便会向改变的地方踢去，但要注意改变的位置不要离胎宝宝一开始踢的地方太远。这种游戏每天玩两次，每次玩上数分钟。如果准爸爸和孕妈妈一起做抚摩胎教，既可增加夫妻感情，又会与胎宝宝建立亲密关系。

安全抚摩胎教提示

抚摩胎教的时间不宜过长，应每天做2～3次，每次5分钟左右。

抚摩及触压胎宝宝的身体时，一定要动作轻柔，不可用力。

触摸时如果遇到胎宝宝"拳打脚踢"，应马上停止，可能预示着胎宝宝不舒服了。

有习惯性流产、早产史、产前出血及早期宫缩者，不宜进行抚摩胎教。

孕妈妈在中后期常会出现不规律宫缩，即腹部一阵阵变硬，这时不宜再做抚摩胎教，以免引起早产，可多采用音乐或语言胎教。

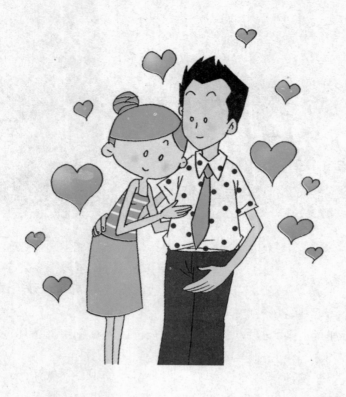

第6个月
倾注亲情体验的胎教互动

胎教第 141 天 天

为宝宝的未来做准备

 营养胎教

孕 6 月后，孕妈妈对钙的需求量较以前更增加了。因为这段时间胎宝宝的骨骼和牙齿生长速度都非常快，所以急需要钙质的补充。有研究显示，孕妈妈每天钙的供应量为约 1500 毫克。专家建议孕妈妈，要想补钙最好以食补为主，多吃一些含钙丰富的食品，如奶类、虾、海米、蛋黄、绿叶蔬菜等，如果孕妈妈体内严重缺钙，利用食补无法改善缺钙问题，可听从医生的建议，吃一些补钙制剂。值得注意的是，孕妈妈切勿自行服用补钙产品，必须经医生的许可才能服用，以免对胎宝宝及自身造成不良影响。

 行为胎教

小宝宝的房间是要放很多东西的，从现在孕妈妈就可以开始准备了。首先要准备的是宝宝的小睡床，要买床垫、棉被、小睡袋、蚊帐、床栏等。另外还要准备小衣柜、储藏盒、漂亮的窗帘、好看的画框。不要忘了准备玩具。但是孕妈妈和准爸爸在为小宝宝准备房间的时候有些问题也要注意一下。

⊙在为宝宝选购房内物品时，一定要选择无毒无味的纯天然环保材料，如原木、彩棉等都是很好的选择，而且要选择透气性能好的材料。如果材料不安全会直接影响宝宝的健康。

⊙避免使用含有化学物质的物品，首先要注意的就是油漆，孕妈妈们可以选购那些用水溶性油漆涂刷的用品，因为这种油漆甲醇溶剂的含量比较低。

⊙宝宝的小家具要选择耐用、承受破坏能力强、边角处有小圆弧的家具，以免利角碰伤宝宝。

⊙宝宝的小床不能放在靠窗和靠门的地方，也不要靠近家具，更不能靠近电源。

胎教 第 **142** 天

让胎教的实施更惬意

缓解水肿

到了 21 周左右，有些孕妈妈就会发现水肿已经潜伏在自己身边了，所以预防水肿一定要早点开始。事实上很多孕妈妈在孕期都会出现水肿，尤其是当孕妈妈久坐或久站时，水分就会在下肢聚积，这时水肿就出现了。这种情况一般卧床休息后就会消退。孕妈妈们也不要对此过分担心，这是孕期的主要生理现象。之所以会出现水肿是由于不断增大的子宫压迫下肢静脉，导致下肢血管中的血液压力增加。

出现水肿之后孕妈妈要注意换穿比较宽松的鞋子，饮食上也要注意多吃些利水消肿的食物，红豆汤就是一个很好的选择。孕期水肿严重就要警惕妊娠高血压综合征，所以孕妈妈一定要注意定期进行产检。当然注意一些生活方式也可以预防水肿：

☞要多休息

因为孕期水肿与子宫压迫有关，所以多休息是有帮助的。

☞坐着的时候把脚垫高

把脚垫高有助于血液回流，很适合还在上班的孕妈妈。

☞睡前泡脚

这样有助于血液循环，不但可以改善和缓解水肿，还有助于睡眠。

☞经常按摩小腿

按摩是缓解水肿的有效方法，孕妈妈可以请准爸爸帮忙。

孕妈妈在睡觉前最好来个"放松浴"，舒舒服服地洗个温水澡，但注意水温不要太高。可以让肌肤彻底放松，这样不但能消除一天的疲劳，积蓄体能，同时也是练习深度放松、愉悦心情的最佳方法。孕妈妈还可以把"放松浴"看作是一次与胎宝宝亲密接触的好机会。

可以将浴室的灯熄灭，再点上蜡烛，往水里滴上几滴稀释后的植物精油（如薰衣草精油，但在孕 14 周以前避免使用），将会给你的"放松浴"增添温馨和浪漫的情怀。

胎教第 **143** 天

孕妈妈站坐卧行常识

 站

孕妈妈应避免长时间站立，站立时应使两腿平行，两脚稍微分开，略小于肩宽，重心不要向内或向外，要使身体的重心落在两脚之间。如有特殊情况，需要站立时间较长，则要将两脚一前一后站立，并每隔几分钟变换前后位置，使重心落在伸出的前腿上，可减轻疲劳。

 坐

孕妈妈在坐椅子时身体先稍前倾，然后移动臀部至椅背，坐在椅中，后背笔直地靠着椅背，大腿和小腿呈直角，大腿呈水平状，这样不易发生腰背疼痛。孕妈妈所坐椅子高矮要适中，过高或过矮都会增加孕妈妈的身体负担，高度以40厘米为宜。千万不要猛然入座，防止意外摔倒或者使子宫震动。

 卧

孕妇睡觉时不要取仰卧位，要侧卧，特别是以左侧卧为最佳。因为左侧卧可以改善子宫内血液循环，增强胎儿的娩出能力并预防血压上升。

 行

孕妈妈行走时，切忌不可快速急行。走路最好保持背直、抬头、紧收臀部，使全身平衡，稳步行走，不用脚尖走路。如果需要可以利用身边扶手或栏杆辅助行走，以免摔倒。上下楼梯时不要弯着身体或腆着肚子。特别是到了怀孕晚期，日渐增大的肚子很可能会遮住视线，下楼梯时不容易看清，千万不要踩空，切记踩稳了再迈步。

胎教 第 **144** 天

运动缓解腿脚的不适

缓解脚浮肿的方法

孕妈妈的脚感到浮肿，往往是在傍晚到晚上这一段时间。

☞弯曲脚踝

孕妈妈抬高一脚，用同侧的手支撑在大腿的后侧，另一只手放在地板上，维持平衡。

孕妈妈一边伸展小腿，一边将脚尖向前后摆动，另一侧也同样进行。

☞按摩小腿

孕妈妈以轻松的姿势坐下，从脚踝向膝盖，在小腿肚的位置进行揉搓。需要注意的是，如果孕妈妈有静脉瘤或脚疼痛时，则不适宜做这种按摩。

☞按摩胫骨

采取和上面相同的动作，用拇指和食指捏住胫骨，从脚踝向膝盖，轻轻揉搓。

缓解大腿疼痛的方法

在孕中后期，由于支撑子宫的韧带伸展，会造成孕妈妈的大腿疼痛，这里介绍一种可以缓解大腿疼痛的孕妇操，有这种症状的孕妈妈可以试一试。

☞踢脚运动

孕妈妈侧躺在床上，用手撑住头，两腿一上一下分开，下侧的膝盖弯曲并保持平衡，然后将上侧的膝盖拉近肩膀方向。

保持肩膀到骨盆的线条与床平行，然后把拉起的脚向远方伸直，以感到舒适为宜。

☞活动大腿

孕妈妈欠身坐在椅子上，用一只手抓住椅子座面，大幅度张开两脚。

让一只脚向内侧和外侧，配合呼吸进行有节奏的摆动，经过数次后，再换另一只脚进行重复动作。

☞腿部高举

身体呈仰卧姿势，收起双膝，其中一条腿伸直并向上高举，保持此姿势几秒钟，慢慢将腿收回。接下来换另一条腿。

胎教第 **145** 天

给孕期生活制造点情调

作为准爸爸，可能经常为怀孕的妻子按摩，经常给她热情的拥抱，不时带她出去吃顿浪漫的晚餐，又或者为宝宝买可爱的衣服。但几个月之后，你会发现要哄这位孕妈妈开心已经快没有办法了。那么就要看看这些简单经济而且又能让妻子笑口常开的方法了。

 做个浪漫的"侠客"

准爸爸可以考虑做个浪漫的"侠客"，带伴侣暂时逃离现实尘嚣，比如重游对两个人意义非凡的故地，或是长久以来一直想去的地方。以此调节双方心情，也可重温恋爱的心情，这对孕妈妈身心极为有益。不过一定要注意安全。

 给妻子买新衣服

无论妻子有多少件衣服，如果丈夫能够给妻子买一条裤子或者一件上衣依然会给妻子带来惊喜。准

爸爸可以将其放在一个礼盒中，在上面写上一些甜蜜的话，不过记得拿回来穿之前要将衣服先洗一遍。

 陪妻子一起做运动

当妻子怀孕后，可能会做一系列的运动计划，如孕妇操等。但由于身体越来越笨重，孕妈妈总是懒得做运动。丈夫可以抽出一些时间来陪她运动，不要担心自己没有她灵活，妻子的快乐只是在于丈夫能够跟她一起分享。丈夫能够陪妻子越多时间越好。

 给妻子讲故事

随着怀孕时间的增加，孕妇会觉得越来越难找到一个舒服的体位睡觉。如果丈夫在妻子睡觉之前可以讲一个故事的话，就可以分散她的不适感，同时还可以培养给胎宝宝讲故事的能力。

TAIJIAO MEI RI YI YE

原身体，放松双腿。重复2~3次。

束角式的益处：供给骨盆、腹部、背部足够的新鲜血液，使肾脏、膀胱保持健康，促进卵巢功能正常，怀孕时每天做几次，可以减少分娩时的痛苦，还能够避免静脉曲张。

孕妇瑜伽之坐角式

坐角式动作描述：坐在地面上，双腿尽量向两边打开并伸直，膝盖向下用力，脚趾向上用力，保持脊柱挺直，扩展肋骨，横膈膜向上拉伸，双手放在地面上，深长呼吸。呼气，身体尽量向前向下弯曲到极限，向下看，保持腰背下沉，正常呼吸保持30~60秒，还原到开始姿势，放松双腿。重复2~3次。

坐角式的益处：此姿势伸展腿部韧带，促进骨盆区域的血液循环，缓解坐骨神经痛，对女性很有益处。

使身心合而为一的瑜伽

孕妇练习瑜伽可以增强体力和肌肉张力，增强身体的平衡感，提高整个肌肉组织的柔韧度和灵活度。同时刺激控制激素分泌的腺体，加速血液循环，如能很好地控制呼吸，还可以起到按摩内部器官的作用。

瑜伽有益于改善睡眠，让人健康舒适，形成积极健康的生活态度。瑜伽还可以帮助人们进行自我调控，使身心合而为一。

孕妇瑜伽之束角式

束角式动作描述：坐姿，双腿弯曲，双脚脚心相对，靠近大腿根，膝盖下沉，挺直脊柱，双眼注视前方或内视鼻尖，保持稳定呼吸。呼气，身体向前弯曲，尽量放低身体靠近地面，保持30~60秒吸气，还

胎教第**147**天

适当补充微量元素

铁

铁是合成血红蛋白的原料，缺铁可以造成贫血。生育年龄的妇女每次月经失血量为 30～80 毫升，其中铁的丢失量每月平均约为 0.4 毫克。因此，大多数妇女都有部分或完全的铁储备耗竭，甚至孕前就可能存在缺铁，所以饮食中应适量补充铁。

锌

锌是组织生长所必需的微量元素，锌缺乏的表现是：生长迟缓或停止，食欲不振或味觉改变，皮肤、毛发及指甲病变，性功能发生障碍，骨骼生长异常等。妊娠早期缺锌可导致早产、胎儿异常或宫缩乏力性出血。

碘

碘在甲状腺素的合成和代谢中具有重要作用，缺碘可导致甲状腺肿大。碘主要含于海产品中。但含碘药物与胎儿畸形有很大关系，因此，孕妇不可大量或长期应用含碘药物。

镁

镁缺乏可表现为：肌肉抽搐、震颤、强直性痉挛、心律失常、心室纤颤等。以牛奶为主的膳食中往往镁的摄入量不足；嗜酒者由于吸收不良，也容易发生镁摄入不足。

铜

孕妇血液中的铜含量过低时，会造成胎儿体内缺铜，影响母体与胎儿新陈代谢中的有些酶活性及铁的吸收、运转，因而造成贫血。因此，孕期不可忽视对铜的摄取，一定注意补铜，以免对自身与胎儿的健康造成严重影响。

胎教第 **148** 天

让胎宝宝更有活力

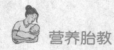

TAIJIAO MEI RI YI YE

 营养胎教

葵花子含有丰富的维生素 E；西瓜子含有丰富的亚油酸，而亚油酸可以转化成被称为"脑黄金"的 DHA，能促进胎宝宝大脑发育。

南瓜子的优势则在于营养全面，蛋白质、脂肪、碳水化合物、钙、铁、磷、胡萝卜素、维生素 B_1、维生素 B_2、烟酸等，而且养分比例相对于其他蔬菜类要平衡，有利于人体能吸收与利用，对胎宝宝的发育有很好的作用。

所以专家建议孕妈妈在平时可以嗑一点瓜子，如葵花子、西瓜子、南瓜子等都能为胎宝宝的发育提供营养。

游戏胎教

今天，孕妈妈可以和胎宝宝一起玩一个节拍游戏。首先，孕妈妈要选择有声音的玩具。比如摇铃，或用筷子敲击碗、木头等都可以，也可以轻轻地用手掌拍击，要用不同的节奏地进行击打。这样有助于让胎宝宝慢慢感受四拍、三拍、二拍的不同节奏。孕妈妈也可以利用家里的多种器具，组成一个超级随意的打击乐团队，也可以让家里的毛绒玩具与可爱娃娃加入。

孕妈妈要充分发挥自己的想象力，多想出几个游戏和胎宝宝一起玩玩，在开心之余，胎教任务也完成了。

胎教第 **149** 天

时时刻刻为胎宝宝着想

 营养胎教

刺激性食物主要是指葱、姜、蒜、辣椒、芥末、咖喱粉等味道浓烈的调味品和蔬菜。这些食物用于调味或做菜，可以增强食欲，促进血液循环，补充人体所需的维生素、微量元素（如锌、硒），正常人吃了对身体健康极为有利。

当然，这里并不是说孕妈妈不能吃葱、姜、蒜这三种调味食材，只要吃法得当，是可以适当摄取的。如将葱、姜、蒜炒熟后再吃，其辛辣刺激性会大大降低。但像辣椒、芥末、咖喱等这类不会因烹调方式而降低刺激性的食材还是不吃为妙，因为这些辛辣物质会随母体的血液循环进入胎宝宝体内，给胎宝宝造成不良刺激。

就孕妈妈而言，怀孕后大多呈现血热阳盛的状态，而这些辛辣食物从性质上说都属辛温，而辛温食物会加重血热阳盛而伤阴的状态，让孕妈妈口干舌燥、心情烦躁等症状加剧。这样，自然不利于胎宝宝的正常发育。

 对话胎教

胎教并不是一种刻意进行的活动，应该把它当做一种日常生活，当做一种生活习惯。当它已经成为一种习惯时，它的作用就会在潜移默化中实现了。

比如，孕妈妈在吃饭前，可以把吃什么饭菜告诉胎宝宝，吃饭之前深深吸一口气，问胎宝宝闻到香味了吗？现在妈妈要把它们吃下去了，你喜欢它们的味道吗？如果你喜欢吃什么的话也要告诉妈妈，这样妈妈就可以让你吃到了，听到了吗，宝宝？

孕妈妈这样和胎宝宝交流，能在胎宝宝的脑海中留下关于饭菜的粗浅印象，有利于胎宝宝感受摄取各种营养。

胎教第 **150** 天

孕期禁服用的中成药

泻下类

有通泻大便、排除肠胃积滞、攻逐水饮、润肠等作用的中成药。如大黄丸蘆虫丸、麻仁润肠丸等。围攻下之力甚强，大损胎气，可导致流产孕妇禁服。

祛风湿痹痛类

以祛风、散寒、除湿止痛为主要功效的中成药。如木瓜丸，因其可活血化瘀。有损胎儿的中成药，还有大小活络丸、天麻丸、尪痹冲剂、华佗再造丸、伤湿止痛膏等。而抗栓再造丸则因大黄攻下、水蛭破血，故孕妇亦应禁用。

消导类

即有消食导滞、消痞化积作用一类的中成药。如槟榔四消丸、九制大黄丸、香砂养胃丸、大山楂丸等，都具有活血行气、攻下之效，故孕妇宜忌服。

清热类

具有清热解毒、泻火、燥湿等功效的中成药。如六神丸在孕早期服用可引发胎儿畸形，孕后期服用易致儿童智力低下等。而含有牛黄等成分的中成药，因其攻下、泻火之力较强，易致孕妇流产，如牛黄解毒片、片仔磺、败毒膏、消炎解毒丸等。

理气类

具有舒畅气机、降气行气之功效的中成药。如木香顺气丸、气滞胃痛冲剂、开胸顺气丸、十香止痛丸等，因其多下气破气、行气解郁力强而为孕妇的禁忌药。

胎教第 **151** 天

沉浸在优美的音乐中

准爸爸与胎宝宝的亲密接触

准爸爸在孕育宝宝期间其实也可以通过音乐与胎宝宝进行"亲密"接触，培养感情的，这就是科学上说的父教胎听。当准爸爸选好了一支曲子后，孕妈妈自己唱一句，随即凝思胎儿在自己的腹内学唱。尽管胎儿不具备歌唱的能力，只是通过充分发挥想象力，利用"感通"途径，使胎儿得以早期教育。本方法由于更加充分利用了宝宝的"感通"途径，其教育效果是比较好的。

尽情享受音乐浴

孕妈妈坐在带靠背的沙发、椅子或躺椅上，双腿放在前面比坐椅稍高的凳子上，手放在双腿两侧，闭上眼睛，全身放松。音响放置在有一定距离的地方，音量开到适中，音乐以自己喜爱的为主，连续播放 10 分钟左右。

随着音乐的奏起，孕妈妈全身自然放松，想象音乐如温热的水流自头顶向下流动，血液也在从头到脚来回有节奏地流动（时间约 5 分钟或一首乐曲为限）。然后慢慢睁开眼睛，随着音乐的节奏，手、脚有节奏地晃动，时间约 2 分钟或一首乐曲为限。

当音乐停止以后，孕妈妈起身走动走动。享受完音乐浴，头脑的昏沉感和身体的疲乏感会一扫而光，孕妈妈会变得头脑清醒。

胎教第 **152** 天

孕妈妈的床品选择

 床

孕妇适宜睡木板床，应在床上铺上较厚的软垫，避免因床板过硬，缺乏对身体的缓冲力，从而转侧过频，多梦易醒。

 枕头

以9厘米（平肩）高为宜。枕头过高可迫使颈部前屈而压迫颈动脉。颈动脉是大脑供血的通路，受阻时会使大脑血流量降低而引起脑缺氧。

 棉被

理想的被褥是全棉布包裹棉絮。不宜使用化纤混纺织物作被套及床单，因为化纤布容易刺激皮肤，引起瘙痒。

 蚊帐

蚊帐的作用不只是避蚊防风，还可吸附空间飘落的尘埃，以过滤空气。使用蚊帐有利于安然入眠，并使睡眠加深。

 孕垫

当孕妇开始因为增加体重而觉得不舒服的时候，就应该开始用专门的孕垫了。因为怀孕后，孕妇睡觉时不可以把大部分的支撑点作用于背上，只好将大部分的支撑点作用于两侧了，比如侧睡。左侧卧位可以减轻增大的妊娠子宫对孕妇主动脉及髂动脉的压迫，可以维持正常子宫动脉的血流量，保证胎盘的血液供给，给胎儿提供生长发育所需的营养物质。

胎教第 **153** 天

孕妈妈手脚冰凉的调理方法

增加造血量

血液量不足是造成手脚冰冷的重要原因，而铁质有助于造血，特别对孕妇来说，适量补充铁质也就更显得重要，甚至到怀孕后期，每日需增加约 40 毫克的摄取量。当然，均衡的饮食习惯也是促进体内造血的重要条件，孕妇在补充铁质时，千万不能只注重单一营养的摄取。

促进血液循环

怀孕期间，随着胎儿渐渐地成长，子宫开始压迫到骨盆腔的静脉，容易造成血液回流受阻，导致血液积存在下肢，间接影响四肢末梢的循环状况，引发手脚冰冷。因此，建议孕妇穿着弹性袜；晚上睡觉或休息时在腿部放个小枕头，将腿部垫高；适时按摩或热敷下肢。这些做法都有助于促进血液循环。

做好手脚的保暖工作

若孕妇出现手脚冰冷，应该更重视手脚的保暖工作，可以穿着较厚的棉袜或戴手套。孕妇平常在家，不妨将手脚泡在热水中，或利用热气熏蒸手脚来达到保暖效果。这样做一方面能起到保暖作用；另一方面也可以促进四肢末梢的血液循环。

从平时的保养做起

手脚冰冷大多不是临时性的问题，而是长期现象，因此，为了减少此现象所带来的不适，特别是避免孕期中所可能产生的影响，女性应该从平时就注意保养。

胎教第 **154** 天

孕妈妈睡前饮食宜忌

别吃胀气食物

有些食物在消化过程中会产生较多的气体，从而产生腹胀感，妨碍正常睡眠。如豆类、圆白菜、洋葱、球甘蓝、青椒、茄子、土豆、甘薯、芋头、玉米、香蕉、面包、柑橘类水果和添加木糖醇（甜味剂）的饮料及甜点等。

别吃辣咸食物

辣椒、大蒜及生洋葱等辛辣的食物，会造成某些人胃部灼热及消化不良，从而干扰睡眠。另外，高盐分食物会使人摄取太多钠离子，促使血管收缩，血压上升，导致情绪紧绷，造成失眠。如果本来就已有高血压病史，进食高盐分食物很有可能引发高血压性头痛。

别吃过于油腻的食物

晚餐丰盛油腻，或进食一堆高脂肪的食物，会加重肠、胃、肝、胆和胰的工作负担，刺激神经中枢，让它一直处于工作状态，也会导致失眠。最聪明的做法是，把最丰盛的一餐安排在早餐或午餐，晚餐则吃得少一点、清淡一点。

睡前喝牛奶的好处

牛奶中含有一种能使人产生疲倦欲睡的物质 L－色氨酸，还有微量吗啡类物质，这些物质都有一定的镇静催眠作用，特别是 L－色氨酸是大脑合成羟色胺的主要原料，羟色胺对大脑睡眠起着关键的作用，它能使大脑思维活动暂时受到抑制，从而使人想睡眠，并且无任何副作用。牛奶有助于消除紧张情绪，所以它对孕妈妈的睡眠更有益，故晚上喝牛奶有利于孕妇的休息和睡眠。

胎教第155天

孕妈妈与宝宝互动

 抚摩胎教

有研究证明，胎宝宝在孕妈妈子宫里活动的差异可以预示出生后活动能力的强弱，所以与胎宝宝进行互动的抚摩胎教非常重要。

抚摩胎教一定要选择胎宝宝醒着的时候进行，这样胎宝宝才会有更多胎动的机会。胎宝宝在6个月的时候胎动就会比较频繁。如果这个月孕妈妈已经开始在家待产，就可以将每天抚摩胎教的时间固定下来，这样就可以和胎宝宝的作息时间基本保持一致。胎宝宝一天比较活跃的时间是在晚上8~10点。当然这也是因人而异的，如果早上醒来也能感觉到胎动，也可以及时地进行抚摩胎教，如果和语言胎教相结合的话会更好，这样就可以一边对胎宝宝讲话一边抚摩胎宝宝。每天2~4次，每次做5分钟左右即可。

 行为胎教

到了怀孕中期的时候，孕妈妈肚子越来越大，有可能会顶住方向盘，反应也会变得比较慢，基于安全考虑，孕妈妈在开车的时候一定要注意以下几点。

⊙调整至最佳驾驶位置。最佳驾驶位置是：两手腕放置于方向盘3与9点钟位置后，两手臂呈自然无力状下垂。安全带系在腹部以下耻骨处，腿部要自然伸直，大腿弯处位置要稍高于臀部。

⊙背部要紧靠在椅背上，也可以垫个靠枕支撑腰部。

⊙开车的时候不要穿高跟鞋，可以在车里放一双比较舒服的鞋备用。

⊙如果孕妈妈是长发的话一定要扎起来，以免头发影响视线。

⊙车里的空调温度不能太低，吹自然风比较好。

⊙孕妈妈在开车时一定要随身携带手机，并且要保持通信正常，这样才能在遇到紧急情况时及时求助。

胎教第**156**天

孕期的饮食佳品

菇类多糖体是目前较好的免疫剂之一，具有明显的抗癌活性，可使肿瘤患者降低的免疫功能得到恢复。这类物质对癌细胞并没有直接的杀伤力，它的奥秘在于刺激机体内抗体的形成，从而提高并调整机体内部的防御体系，也就是中医所说的扶正固本作用。

 菇类多糖体对孕妈妈的作用

☞可以活化免疫系统

多糖体不仅能提高巨噬细胞的吞噬能力，也可以增强免疫系统的其他功能，而且研究证明它还有很强的抗癌功能，孕妈妈常食用可增强身体免疫力，减少孕期患病率。

☞可以降低胆固醇

在口服多糖体效能研究持续进行的过程中，研究者发现多糖体在增进细胞功能、降低胆固醇方面也表现出良好的效果，孕妈妈常吃可降低患妊娠高血压综合征的概率。

☞可以很好地消除自由基

研究专家发现多糖体是很好的自由基清除剂，而且现在人们都很清楚，自由基是人类致病的根源，多糖体可保护巨噬细胞免受自由基的侵袭，进而激发人体正常细胞的活性。

☞可以缓解妊娠糖尿病患者的病情

近年来的研究发现，使用多糖体会促进胰岛素分泌，以降低血糖的功效。现在多糖体也已普遍用来协助糖尿病患者的康复。

 如何补充菇类多糖体

孕妈妈可以通过摄取各种菇类来补充菇类多糖体，如香菇、草菇、平菇、金针菇、猴头菇等。

胎教第 **157** 天

为胎宝宝唱支名曲

现在，孕妈妈的状况已经基本稳定了，感受能力也有所提高，这一时期所听的音乐可广泛一些，孕妈妈也可自己学唱一些歌曲。

如民歌《摇篮曲》："月儿明，风儿静，树叶遮窗棂呀，蛐蛐儿叫铮铮，好比那琴弦儿声啊。琴声儿轻，调儿动听，摇篮轻摆动啊！娘的宝宝闭上眼睛，睡了那个睡在梦中。夜空里，卫星飞，唱着那'东方红'啊，小宝宝睡梦中，飞上了太空啊。骑上那个月儿，跨上那个星，宇宙任飞行啊。娘的宝宝立下大志，去攀那个科学高峰。报时钟，响叮咚，夜深人儿静啊。宝宝快长大，为祖国立大功啊。月儿那个明，风儿那个静，摇篮轻摆动啊，娘的宝宝睡在梦中，微微地露了笑容。"这样，胎宝宝会通过孕妈妈的歌声感受到母爱。

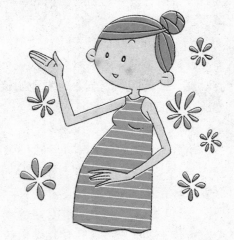

胎教第 **158** 天

注意做家务时的安全隐患

不宜长时间弯腰及下蹲

如擦地、在庭院除草一类的劳动，因为长时间蹲着，会引起骨盆充血，最终有导致流产的危险，尤其在怀孕后期应绝对禁止。冬天不要长时间地使用冷水，也不要长期待在寒冷的地方，身体受凉后也可能会导致流产。

不宜长时间伸腰晒衣服

晾衣服时，因为是向上伸腰的动作，肚子要用很大的力气，长时间这样做也有可能会引起流产。如果洗的衣服太多，连续一件接一件地去晾，站立的时间长了会造成下半身浮肿，所以应该干一会儿歇一会儿。

不宜长时间站立做饭

做饭的时候，为避免腿部疲劳、浮肿，尽量坐在椅子上操作。在怀孕晚期尤其注意不要让锅台压迫已经突出的大肚子。有早孕反应时，烹调的味道会引起孕妇呕吐，所以要做一些清淡可口的饭菜。

不要到拥挤的超市购物

可以把外出购物当成散步，选择人不太拥挤的时间及路线，必要的时候，可分成几次购买。注意不要骑自行车外出购物，特别是在怀孕早期，骑自行车时腿部用力的动作过大，会引起流产。

在怀孕期，动作的敏捷性降低了，反应也比平时迟钝了，应该处处留心。

胎教第 **159** 天

如何测量宫高与腹围

 为什么要测量宫高和腹围

宫高是耻骨联合上缘中点到子宫底部最高点的距离，它反映子宫纵径长度；腹围是经肚脐绕腹一周的长度，它能反映子宫的横径和前后径的大小。所以，宫高和腹围可间接反映子宫大小。随着孕期的进展，子宫顺应胎宝宝的发育而增大，通过宫高和腹围的测量即可初步判断孕周，并间接了解胎宝宝生长发育状况，估计胎宝宝体重。每次产前检查时测量宫高和腹围，有助于动态观察胎宝宝发育，及时发现胎宝宝发育迟缓、巨大儿或羊水过多等妊娠异常，使其有可能通过及时治疗得到纠正。

 测量宫高的方法

让孕妈妈排尿后，平卧于床上，用软尺测量耻骨联合上缘中点至宫底的距离。一般从怀孕 20 周开始，每 4 周测量 1 次；怀孕 28~35 周每 2 周测量 1 次；怀孕 36 周后每周测量 1 次。测量结果画在妊娠图上，以观察胎宝宝发育与孕周是否相符。如果发现宫高间隔两周没有变化，要进行进一步检查。

 测量腹围的方法

孕妈妈排尿后，平卧床上，用软尺经肚脐绕腹部一周，这一周的长度就是腹围。测量腹围时注意不要勒得太紧。测量腹围的时间与测量宫高的时间相同，要将测量结果及时记录下来，与孕周标准相对照。如发现增长过快或过缓，则应考虑是否是羊水过多或胎儿发育迟缓。

胎教第160天

不可轻视皮肤瘙痒

妊娠期肝内胆汁淤积症

孕妈妈在怀孕中后期出现的不明原因的皮肤瘙痒，有可能是一种病症，医学上将这种病症称为"妊娠期肝内胆汁淤积症"，它可能引起胎宝宝死亡、孕妈妈早产、产后出血等。

这种病的主要症状是，孕妈妈怀孕五六个月或七八个月后身上开始发痒，从轻度瘙痒直至严重的全身瘙痒。通常最先发生在手掌和脚掌，渐渐延至四肢和胸腹背部，少数人累及面部，夜间比白天严重些，约有20%的孕妈妈，瘙痒发生后2~3周，可出现尿黄和巩膜黄疸，但做皮肤检查却无任何异常。

除痒感外，在少数孕妈妈身上，可检出肉眼难以发现的轻微黄疸。一旦孕妈妈分娩后，瘙痒和黄疸现象在一两天内就完全消失。若孕妈妈再次怀孕，还可出现同样症状。

加强监护，及时检查

孕妈妈在妊娠期出现皮肤瘙痒症，有4.2%~5%是由于患了妊娠期肝内胆汁淤积症。妊娠期肝内胆汁淤积症易造成胎宝宝宫内缺氧，特别是在临产时缺氧现象较明显，并容易导致孕妈妈发生早产及产后出血过多。因此，孕妈妈对皮肤不明瘙痒应当重视，特别是在临产期更不可大意，若发现孕妈妈有异常，应该到医院及时检查，并在医生的指导下进行治疗。

胎教第 **161** 天

保护好乳房很重要

 关注孕期乳房的变化

怀孕以后，由于孕妈妈体内孕激素水平增高，乳腺组织内的腺泡和腺管不断增生，乳房的皮下脂肪渐渐沉积，使乳房的外形有了很大的变化。最初的 1 个月内，孕妈妈会感觉到乳房有点微微胀痛，而且变得特别敏感。随着月份增加，乳头和乳晕也会变得越来越大，颜色逐渐变深，到孕晚期的时候就会变成枣黑色。有些孕妈妈在怀孕 20 周后，还会从乳头分泌出少量的乳汁，这些都是在为今后的哺乳做准备。

 进行有规律的乳房按摩

在怀孕的同时，乳房也在为制造母乳做准备。从怀孕中期开始，乳腺真正发达起来，所以应该开始进行乳房按摩。最好每天有规律地按摩一次，也可在洗澡或睡觉之前进行 2～3 分钟的按摩。按摩乳房时，动作要有节奏，乳房的上下左右都要照顾到。

 乳头的护理方法

孕妈妈在孕中期要特别注意做好乳头的护理工作。其实乳头的护理方法很简单，孕后 5 个月开始，每天用肥皂水和软毛巾轻轻揉搓乳头 1～2 分钟，然后用清水洗净。另外也可用 25% 酒精擦洗，每日 1～2 次，这样乳头的皮肤逐渐增厚，变得坚韧，也就经得起婴儿的吸吮，不易发生乳头皲裂。

胎教第 **162** 天

有利于顺产的运动

普拉提式的侧腔呼吸

吸气时尽量让肋骨感觉向两侧扩张，吐气时则要让肚脐向背部靠拢。这种呼吸方法可以使身体深层的肌肉都获得锻炼，有助于加强腹肌和骨盆底部肌肉的收缩功能，对孕妇的自然生产很有帮助。此外，对肺活量的锻炼，也能让孕妇在生产时呼吸得更加均匀平稳。

蹲举训练

随着孕妇体重的不断增加，膝盖会承受越来越大的压力，这时就需要做些蹲举运动了。不但可以锻炼腿部耐力，还可增强呼吸功能及大腿、臀部、腹部肌肉的收缩功能。运动时，双手自然下垂，双脚与肩同宽，脚尖正对前方，然后吸气往下蹲，蹲到大腿与地面呈水平，吐气站立。下蹲时，应注意膝盖不能超过脚尖，鼻尖不能超过膝盖。每个动作重复 12～15 遍，每周练习 3～4 次。

举哑铃、杠铃

可选择一些小重量的哑铃和杠铃，一边双臂托举，一边配合均匀呼吸。这样不但可以锻炼手臂耐力，加强身体控制，还可以增强腹肌收缩功能和腰部肌肉的柔软性。

背部和胸部伸展运动

盘腿而坐，双手十指相握从头顶慢慢向身后用力伸直，同时吸气；保持 3～5 秒后，保持双臂伸直，回到头部上方，相握的双手再向头的上方用力伸展，同时呼气；保持 3～5 秒后，继续前面向身后用力的动作，依此反复 10～15 次。这项运动可以锻炼上肢与胸背部的肌肉，缓解怀孕时上半身极易发硬的状况。

胎教第**163**天

孕期安全用药的五个步骤

 病情说清讲明

孕期就诊时向医生说清楚症状，正在服用的药品，曾对哪些食物、药品、物质（像花、草、精油、动物皮毛等）过敏，以便医生有针对性地选择用药。

 药房取药看清问明

到药房取药时要看清楚药袋上姓名、就诊卡号，并看清药品名称、用法、用量、服法，如果看不懂药品的服用方法，要及时问明白。

回到家吃药遵照医嘱

在家吃药时，要在光线充足的情况下，仔细看清楚药物说明所有的提示。一定要听医生和药师的话，将药品依规定的服法服用完毕，不可随便停药或更改用法。

 标示清楚，储放正确

常备药品或外用药要看清标示"用途、用法"，最好以荧光笔标画"有效日期"。内服及外用药应分开储放，尽可能保持原有包装及说明书，一般药品未吃完前不要丢弃，有标示药名、用法的药袋，每次使用时再细读一次，确保无误。储放时通常以"避光、干燥、阴凉"为原则。阳台、厨房、浴室、车上、暖气上都不适宜储放药物。需冷藏的药品，应特别注意冷藏之温度是2℃～8℃，应放置于冰箱冷藏室储放。

 有了疑问找医生

同样是病（如感冒），每个人的症状不同，特别是孕妇，而药品及剂量会因个人生理变化而服法不同，有病就该看医生，不要随便服用来路不明的药品。服药前有任何有关药物的疑问，服药后有任何的不适症状或问题，应该请医生诊治。

胎教第 164 天

孕妇应注意科学饮水

 ### 孕妇切忌口渴才饮水

口渴犹如田地干裂后才浇水一样，是缺水的结果而不是开始，是大脑中枢发出要求补水的救援信号。口渴说明体内水分已经失衡，人体脱水已经到了一定的程度。一般来说，孕妇饮水应每 2 小时一次，每日 8 次，共 1600 毫升。

 ### 不要喝久沸的开水

不要喝久沸或反复煮沸的开水，例如大锅炉里的开水。因为水在反复沸腾后，水中的亚硝酸盐的浓度会相对增加。喝了久沸的开水以后，会导致血液中的低铁血红蛋白结合成不能携带氧的高铁血红蛋白，从而影响人体健康。

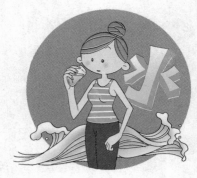

 ### 不要喝没有烧开的水

自来水中的氯与水中残留的有机物相互作用，会产生一种叫"三羟基"的致癌物质。孕妈妈也不能喝在热水瓶中贮存24 小时以上的开水，因为随着瓶内水温的逐渐下降，水中含氯的有机物会不断地被分解成为有害的亚硝酸盐，对孕妈妈的身体会极为不利。

胎教第 **165** 天

精心选用孕期奶粉

 ### 了解自己的营养状况

孕妇应该去医院做一个全面的检查，以了解自身的营养状况，看是否缺乏某种或某一些微量元素或矿物质，并请医生提出营养建议。

 ### 照顾自己的口味

特别是在妊娠反应较重的孕早期，孕妇对口味非常敏感，酷爱某些口味或反感某些口味，所以选购哪种品牌的奶粉完全取决于孕妇。

 ### 奶粉的每天食用量

孕早期每天保证 2~3 杯孕妇奶粉，每次的量可以根据孕妇的情况自行调节。到了怀孕中、晚期，在保持孕前饭量的基础上，每天外加两杯奶，孕妇既不会体重过重，又能保证胎儿营养充足且不会过大。

 ### 购买时要特别注意质量

选购孕妇奶粉时，除了考虑前面所说的因素及到正规的商场选购之外，还应看奶粉中是否添加了孕期要补充的微量元素与矿物质等特殊营养成分，可以多比较几个品牌，看看哪个奶粉中添加的营养成分是比较全面而均衡的。如果孕妇是糖尿病并较胖者，可以选择不含糖的孕妇奶粉。

胎教第 **166** 天

在寓教于乐中达到胎教的目的

固定乐曲的音乐胎教效应

孕妈妈可以选择一些频率范围不太宽而且节奏较明显的胎教乐曲，把它一遍又一遍地转录在空白磁带或刻录在 CD 上，使磁带或 CD 上都是同一首曲子。从今天开始每天都让宝宝先听这首曲子，反复播放，不断地强化。当宝宝出生后会对这首曲子有记忆的表现。

胎教中的"音乐形象"

孕妈妈要选择合适的时间来播放柔美、轻松活泼、充满诗情画意的乐曲。这样，胎宝宝也会逐渐地受到美学的熏陶和感染。这样也同时起到了艺术胎教的作用。

孕妈妈在欣赏胎教音乐时，还需要加入丰富的联想。例如碧空万里的蓝天、悠悠飘浮的白云、彤红美丽的晚霞、青山翠竹、清澈见底的小河流水，还有那夜色中宁静的月光，摇篮边年轻的母亲，摇篮内健美、聪明、逗人喜爱的小宝宝……胎教中的"音乐形象"，将使你和宝宝沉浸在无限美好的艺术享受之中。

倾听能激发想象力的音乐

孕妈妈不妨听些音色优美悦耳、节奏平和柔缓、令人想象无边的乐曲，如舒伯特的小提琴曲《小夜曲》；旋律轻盈明快、酣畅安详、可使心绪稳定的乐曲，如勃拉姆斯的《摇篮曲》；贝多芬的钢琴奏鸣曲《月光》；旋律柔美活泼、明朗清新，如维瓦尔第的小提琴协奏曲《四季·春》中；万物复苏，充满生机旋律轻柔安详、引人进入梦境，如门德尔松的管弦乐序曲《仲夏夜之梦》等。

胎教第**167**天

孕期便秘的防治

改正不良生活习惯

大多数便秘都是因不良生活习惯而引起的肠道蠕动功能异常。因此，调整不良生活习惯是防治便秘的根本方法。如一定要吃早餐，以引起结肠反射，在十分钟左右将肠道存积物推向直肠，引起便意；一旦有便意，及时如厕，坚决改正忍便的习惯；排便时不要看书、看报，否则也会影响排便。

掌握饮水技巧

喝水需要技巧，即应每天在固定的时间大口大口地喝水，使水来不及在肠道吸收便到达结肠，这样才有利于粪便松软，易于排出。如果水喝得很慢，就容易被胃吸收到血液中，成为尿排出体外。最佳的方法是，每天早晨空腹饮水 500 毫升（两大杯）温水。肠受到刺激，很快就会产生便意，长期坚持会形成早晨排便的好习惯。

多吃刺激肠蠕动的食物

饮食上注意粗细搭配，多吃芹菜、韭菜、莲藕、紫菜、芝麻、海带、黄豆、大豆、圆白菜、瓜果等含粗纤维量高的食物，以刺激肠蠕动，增大肠道内容物体积而使便量增加，促进排便。

平时多运动

运动可使肠道产生刺激波，促进肠蠕动。因此，每天不要久坐不动。久坐不可避免时，每隔一到两个小时便起来做一下身体活动；每周一定要抽出时间，坚持做两到三次健身运动。便秘者在每天早晨饮水后马上进行运动，并沿着结肠走向做顺时针圆形按摩，推动粪便下行。

胎教第**168**天

孕妈妈的粥谱

营养鱼片粥

【原料】优质粳米、草鱼净肉各 100 克，猪骨 200 克，腐竹 40 克，精盐、姜丝、葱、淀粉各 5 克，香菜 10 克，胡椒粉 0.5 克，香油 20 毫升。

【做法】将猪骨、粳米、腐竹切段放入砂锅大火烧开，改用小火慢熬将熟时；草鱼净肉斜刀切成大片，用盐、淀粉、姜丝、麻油拌匀，倒入滚开的粥内轻轻拨散至熟，撒上胡椒粉、香油、香菜即成。

营养盘点：健脾益气，养血壮骨，生精下乳，富含营养，除蛋白质、脂肪及碳水化合物含量较高外，还富有铝、磷、铁，因而有良好的生血、壮骨作用，并能有效地促进乳汁的分泌。

补钙牛奶燕窝粥

【原料】大米 100 克，牛奶 500 毫升，特等白燕窝 1 盏。

【做法】大米拣去杂物，淘洗干净；特等白燕浸 4～8 小时。

锅置火上，放入大米和 300 毫升水，旺火烧开，改用小火熬煮 30 分钟左右，至米粒涨开时，倒入牛奶搅匀，放入特等白燕窝，继续用小火熬煮 20～30 分钟，至米粒黏稠，溢出奶香味时即成。

营养盘点：牛奶燕窝粥含钙丰富，是孕妇补充营养及钙质的良好膳食。

TAIJIAO MEI RI YI YE

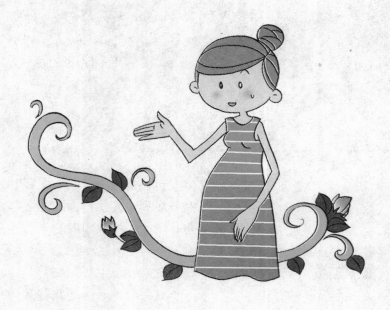

第7个月
让胎宝宝健康愉快地成长

胎教第169天

让胎宝宝轻松、舒适地学习

 抚摩胎教

现在胎宝宝已经 7 个月大了。这个月胎宝宝的头会继续增大，大脑发育也会非常迅速，神经系统也已经发育到了一定程度。所以这个月在进行抚摩胎教时，孕妈妈要注意的事情就会变得更多。这个时候还可以继续做颤腹，像拍腹这样的小动作已经对他起不到什么作用了。此时，孕妈妈在抚摩的时候可以采用捋腹这个动作，具体方法如下：

孕妈妈可以用双手不规则地捋肚子，注意力度要适中，每天做一次就可以，每次 10 分钟左右。用手捋的力量会在子宫内形成羊水的波纹，这样胎宝宝也会觉得很舒服。

 语言胎教
☞用温柔的语气说话

这一周，孕妈妈在给胎宝宝讲故事时，还是应该和开始的时候一样注意语气，千万不要对胎宝宝厉声厉色，否则会影响胎教效果，胎

宝宝也可能对你产生意见哟！最好是选择那些轻快、幽默的故事内容进行胎教。讲故事时，千万不要大声喊叫，或突然发出很大的声音。

☞继续让胎宝宝接受英语教育

有关专家认为，在胎儿时期接受了英语启蒙教育的孩子，上学后在学校学习英语就会很轻松。他们的发音非常标准，比那些父母精通两种语言的孩子们还要好。

如果在接受了产前英语启蒙教育之后又继续接受正规教育，这个在母腹中就开始上学的孩子，就会显示出比其他孩子更优秀的特质。

☞在胎宝宝醒的时候进行语言胎教

胎教的时候，孕妈妈应学会观察胎宝宝的蠕动，以确定胎宝宝是否醒着。当胎宝宝醒着时，打开录音机把它放在腹部，把音量调至适当，不能过大，不能让胎宝宝受到噪声的干扰。

胎教 第 **170** 天

留下美好的时刻

 孕妇拍照之前准备

孕妇拍大肚照要选择在孕 7 个月左右比较合适，最好不超过 8 个月。

一定要跟客服人员沟通并提前预订时间，一定要选人少的日子去拍比较好，这样不会等太久。

一定要选择专门给孕妇拍摄的影楼，这样专业性会比较强，而且有很多孕妇服装可以选择。在你穿衣之前他们还会帮助消毒。最重要的是，拍摄时的镁光灯不会有辐射，降低危险性。

化妆前要跟化妆师沟通自己想要的妆容，要跟摄影师沟通自己想要的效果，化妆品尽量少用，不要用含铅的，尤其是唇彩，小心吃到肚子里。

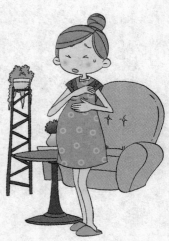

TAIJIAO MEI RI YI YE

胎教第 **171** 天

均衡营养可适量吃些野菜

 荠菜

荠菜的花期在 4～6 月，田野中，人们经常能看到星星点点的白色荠菜花。它的主要食疗作用是凉血止血、补虚健脾、清热利水。春天摘些荠菜的嫩茎叶或越冬芽，焯过水后凉拌、蘸酱、做汤、做馅、炒食都可以，还可以熬成鲜美的荠菜粥。

 苋菜

苋菜的根一般为紫色或淡紫色；茎上很少有分枝，有绿色或淡紫色的条纹；叶子为卵形。我们一般吃的都是比较嫩的苋菜茎叶，有清热利尿、解毒、滋阴润燥的作用。除了炒食、凉拌、做汤外，苋菜也常用来做馅。

 水芹

水芹菜又叫河芹，它的茎是中空的，叶子呈三角形，花是白色的，主要生长在潮湿的地方，比如池沼边、河边和水田。水芹菜有清热解毒、润肺、健脾和胃、消食导滞、利尿、止血、降血压、抗肝炎、抗心律失常、抗菌的作用。

 马齿苋

马齿苋又叫长寿菜。药用功能是清热解毒，凉血止血。因为它含有丰富的去甲肾上腺素，能促进胰岛分泌胰岛素，调节人体糖代谢过程，降低血糖浓度，保持血糖恒定，所以对糖尿病有一定的治疗作用。此外，它还含有一种叫做 3－ω 的不饱和脂肪酸，能抑制胆固醇和甘油三酯的生成，对心血管有保护作用。

 蒲公英

蒲公英的主要功能是清热解毒、消肿和利尿。它具有广谱抗菌的作用，还能激发机体的免疫功能，起到利胆和保肝的作用。

胎教第172天

孕妈妈宜吃的蔬菜

茭白

茭白，又称菱笋，是人们普遍爱吃的蔬菜，它富含蛋白质、碳水化合物、维生素 B_1、维生素 B_2、维生素 C、钙、磷、铁、锌及粗纤维素等营养成分，有清热利尿、活血通乳等功效。用茭白煎水代茶饮，可防治妊娠水肿。用茭白炒芹菜食用，可防治妊娠高血压及大便秘结。

萝卜

萝卜是一种极普通的根茎类蔬菜，它的营养及药用价值却很高。它富含木质素，能够大大增强身体内巨噬细胞的活力。同时，萝卜中的钙、磷、铁及维生素 A、维生素 B_1、维生素 B_2、叶酸等，都是有益于妊娠的营养。

莲藕

藕中含有大量的淀粉、维生素和矿物质，营养丰富，清淡爽口，是祛瘀生新的佳蔬良药，能够健脾益胃，润燥养阴，行血化瘀，清热生乳。产妇多吃莲藕，能及早清除腹内积存的瘀血，增进食欲，帮助消化，促使乳汁分泌，有助于对新生儿的喂养。

菠菜

菠菜含有丰富的叶酸，每 100 克菠菜的叶酸含量高达 50 毫克，名列蔬菜之首。叶酸的最大功能在于保护胎儿免受脊髓分裂、脑积水等神经系统畸形之害。叶酸易溶于水，因此烹调时必须保留少许水分以保持其鲜味。同时，菠菜中的大量 B族维生素还可有效地防治黄褐斑。

胎教第**173**天

预防难产解除隐忧

 太安逸了易难产

太安逸了容易导致难产，这与现代社会中人们的工作、生活环境有关。随着科技和经济的发展，人们的体力劳动越来越少，所以，孕妇不要把自己的生活搞得太安逸了，每天适当做点运动，比如晚饭后出去散散步，边走边跟肚子里的孩子说说话，胎教也做了，自己的气血也通畅了。

 吃得太好易难产

产妇如果吃得过好，营养会过剩，胎儿会长得肥大，生产起来就很麻烦，容易导致难产。所以，孕妇吃好、喝好是应该的，但同时还要记住，营养过剩易难产，营养不是越多越好，一定是恰当适中才好。

 忧虑过重易难产

孕妈妈对分娩中所要面临的"挑战"没有心理准备，或是对分娩过程存在过度的恐惧心理，无形中就加重了心理负担。因此孕妈妈要让自己放松，调整自己的心情。

 怯懦、血虚易难产

初产的女性尤其容易害怕紧张，一紧张宫口就难以打开，这就容易导致难产。另外，气血两亏、身体羸弱的孕妇，怀孕的过程已经使得身体极其疲惫，到了生孩子的时候，就更没劲了，也容易造成难产。因此孕妈妈在孕期要注意锻炼。

胎教第174天

孕妈妈胎教宜唱《摇篮曲》

妈唱子学《摇篮曲》

孕妇唱《摇篮曲》，腹中的胎儿也会学着"歌唱"，这种妈唱子学的方式能刺激胎儿脑细胞的生长、提高其运动的活力、改善母体胎盘的血液循环，从而降低胎内感染，并预防胎儿窒息及缺氧症的发生。

同时，孕妈妈在怀孕期间多唱一些曲调平缓、优美轻松的歌曲，不仅有利于身心愉悦，还有利于胎儿将来听觉的发展。

不要怕五音不全

许多孕妈妈担心自己五音不全，唱歌会"误导"宝宝。其实，孕妈妈给胎儿唱歌不需要技巧，需要的是母亲对宝宝的一片深情。只要带着深深的母爱去唱，就是世间最美好的声音。

因此，孕妈妈们在空余的时间里，不妨经常哼唱一些自己喜爱的歌曲，把愉快的信息通过歌声传送给胎儿，使宝宝能分享你喜悦的心情。

唱歌不要过度

唱歌的时候也应当注意，尽量使声音往上腭部集中，把字咬清楚。另外，由于怀孕期间女性声带轻度水肿，耐受性下降，因此唱歌不要过度。

另外，缺乏声带保健知识，也容易出现各种嗓音问题，比如疲劳性喉炎、声带小结、声带息肉等疾病。

胎教第 **175** 天

孕期应警惕腹泻

 腹泻的危害

一般的腹泻只要处理得当，不会对孕妈妈造成危害。但如果是严重的腹泻有可能会导致流产或早产，因此一定要小心对待，必要时应立即到医院就诊。

 腹泻的原因

过凉和不洁的食物都会导致孕妈妈腹泻。最常见的原因是细菌感染，食物中毒或其他部位的病毒感染也会引起孕妇腹泻。腹泻对妊娠来说是一个危险信号，常常会有流产或早产的可能，应该引起高度重视。孕妇腹泻最常见的原因还有沙门氏菌属、痢疾杆菌感染等。

 腹泻的应对

吃了过凉的食物后发生腹泻，一般会在短时间内恢复正常，因此不用服用特别的药物，只需注意补水，防止脱水。出现了感染性腹泻要及时到医院就医，遵医嘱服用药物。同时要注意胎动，观察胎儿的情况及有无早产、流产的征兆。如果治疗后，孕妈妈在 24 ~ 96 小时内恢复正常排便，就不必担心了。

 腹泻的预防

不要贪凉，即使天气再炎热也不能食用刚从冰箱里拿出来的西瓜或冷饮。尽量不吃剩饭剩菜，如果要吃冰箱里取出来的剩饭剩菜，一定要充分加热后再食用。另外，要少在外面吃东西，注意饮食卫生。

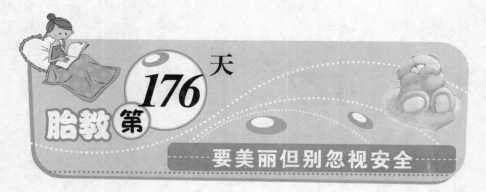

 不能买刺激性化妆品

有些孕妈妈在化妆的时候很注意化妆品的品牌问题，而事实上孕妈妈应该注意的是化妆品的成分，最好选择温和性的化妆品。一些补水的化妆水都是比较适合的，这个时期最好不要用美白的产品。

 不要烫发和染发

绝大部分染发剂都含有化学物质，而且孕妈妈的皮肤又比较敏感，接触染发剂后可能会出现一些不良反应，引起头痛和脸部肿胀，眼睛也会受到伤害。另外，在染发、烫发过程中难免要用到冷烫精，到了孕中期以后，孕妈妈的头发往往比较脆弱，并且极易脱落，如果采用冷烫精来做头发，会加剧头发的脱落。

 不要浓妆艳抹

因为怀孕使孕妈妈的内分泌发生了变化，黑色素沉淀增加，容易出现色斑，有些孕妈妈为了掩饰色斑，就化很浓的妆。事实上这种做法是不对的。因为在这个时期，孕妈妈的皮肤比较敏感，使用过多的化妆品，会对皮肤产生刺激作用，引起过敏反应，从而对胎宝宝造成影响。当然，这并不是说孕妈妈在孕期不能使用任何化妆品，适当地用些乳液或面霜还是可以的。如果孕妈妈喜欢化妆，可以化淡妆，且确保所用化妆品不含化学成分，无任何毒副作用。

胎教第 **177** 天

用图像开发胎宝宝的大脑

 记忆胎教

胎宝宝7个月的时候记忆能力已经很强了，这时就可以教他认识一些图形。教胎宝宝学习认图形的时候最好以卡片上描绘的图形为基础，将其视觉化后再传递给胎宝宝。这样可以把学习内容与生活紧密地联系在一起，有利于胎宝宝记忆，而且对他出生后的学习也是有利的。

例如学习正方形时，孕妈妈如果说："这个图形是由四条直线组成的。"这样硬邦邦的说法根本无法引起胎宝宝的兴趣，正确的方法是要找出身边真正是正方形的实物来进行讲解。"和卡片上的图形一样的东西哪里有呀？"先提出问题，然后和胎宝宝一起寻找答案，"有了，我们家的坐垫和桌子都是正方形的。"这时就可以把这些东西一个个拿在手里，一边讲"这是正方形"，一边向胎宝宝描述自己手里的东西，用这种方法进行胎教会引起胎宝宝极大的兴趣。

 美育胎教

孕妈妈可以和准爸爸一起找一个时间，最好是节假日两个人都有空的时候。两个人一起画胎宝宝的脸，一边想象一边画，一边画一边说："现在我们要画的就是我们孩子漂亮的小脸蛋，小宝宝的脸蛋像苹果一样红、一样圆，而且宝宝的皮肤很好啊。"你们在这样做的时候，腹中的胎宝宝也会很高兴的。

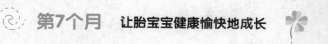

胎教第 **178** 天

在最恰当的时间做最适宜的事

　抚摸胎教

这一周，还是要继续进行抚摸胎教，为了让胎教顺利进行，避免发生意外，孕妈妈在进行的过程中要注意以下几个方面。

⊙抚摸的时间不宜过长，频率不要过快，应该每天做 2~3 次，每次 5 分钟左右就可以了。

⊙抚摸的时候如果遇到胎宝宝胎动特别厉害，应该马上停止，这时候胎宝宝可能出现了不适。

⊙抚摸及触压胎宝宝存在的部位时，一定要动作轻柔，不要过度用力。

⊙在这一周孕妈妈腹部也许会出现一阵阵变硬的情况，这就说明出现了不正常的宫缩了，就不要再做抚摸胎教，以免引起早产。

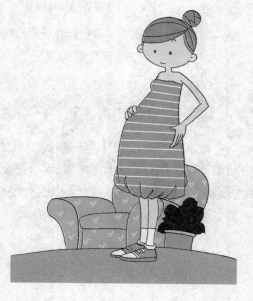

胎教第179天

根据孕期调整饮食结构

 孕中期饮食以助胎气为主

孕中期胎儿成长迅速，要调养身心以助胎气。孕妇要注意动作轻柔，心平气和，因为太劳累会气衰，太安逸会气滞；还要多晒太阳少受寒。在饮食方面，孕妇要做到美味及种类多样化，也就是营养丰富，但不能吃得太饱；要多吃蔬果利通便。这时期，孕妇阴血常不足，易生内热，宜养阴补血。在食疗方面，孕妇可用黑豆 100 克和红枣 10 枚，煮排骨汤以养血；或党参 30克、龙眼干 10 克和红枣 10 枚，煮水当茶饮，以滋养气血；或者西洋参 3 克炖瘦肉 100 克，贫血者可炖牛肉。另外，孕妇还可多吃苋菜、芥蓝菜、菠菜、胡萝卜、芝麻、白木耳和椰肉及豆类食物等。

 孕晚期饮食以利生产为主

这阶段多数孕妇因脾气虚，出现水肿的症状。此时的孕妇因阴虚血热，胎热不安，极易出现早产。在这时期孕妇衣着要宽松，不能坐浴，要心静不可大怒；饮食要热饮，但不可进食燥热的食品；要补气健脾，滋补肝肾，以利生产。食疗方法可以用补而不燥的高丽参 3 克炖燕窝；白木耳炖山药和干龙眼；海参烩香菇、瘦肉等。

胎教第 180 天

用饮食解决孕期防晒

TAIJIAO MEI RI YE

孕妈妈多晒太阳可保证宝宝的骨骼正常发育，但由于怀孕而对日光中的紫外线更为敏感，遭遇阳光后，会比其他人产生更多的色素沉着，面部雀斑也会加重，甚至有些色素痣还可能变成黑色素瘤。孕妈妈为了减少黑色素细胞的活动，每天要摄取足够的维生素 C，多吃大枣、猕猴桃、番茄等水果和蔬菜。

孕期不宜多吃的食物

有一类食物感光性较强，如果大量摄入会降低皮肤的抗晒能力，加速皮肤变黑。此类食物因感光性较强，被称为感光食物，比较常见的有柠檬、橘子、香菜、芹菜、胡萝卜等。当然，这些食物本身都有其特有的营养成分，这并不是要求完全放弃食用它们，只要不过度食用或是出门前适量吃就行。

具有防晒功能的食物

很多食物也有防晒功能，孕妈妈可以通过饮食防晒。那么哪些食物有防晒功能呢？

☞**富含维生素 C 的水果**

维生素 C 可以说是永远的美肤圣品，如番石榴、草莓、圣女果等。

☞**豆制品类**

大豆中的异黄酮素是一种植物性雌激素，可以代替一部分女性激素的作用，帮助对抗老化，而它也具有抗氧化能力，是女性维持光泽细嫩皮肤不可缺少的一类食物。

☞**坚果类**

植物油多半富含维生素 E，帮助抗氧化和消除伤害皮肤细胞的自由基。高维生素 E 的食物还包括小麦胚芽及各类坚果。

☞**谷类**

俗话说，"吃得越粗、皮肤越细。"全谷类含有大量 B 群维生素及维生素 E，都是帮皮肤增强抵抗力及复原能力的重要营养素。

☞**鱼肉**

经研究发现，一周吃三次鱼可保护皮肤免受紫外线侵害。长期吃鱼，可以为人们提供一种类似于防晒霜的自然保护，还有增白皮肤的作用。

胎教第 181 天

孕妈妈在厨房的注意事项

厨房要保证良好的通风

煤气或液化气的成分均很复杂，燃烧后在空气中会产生多种对人体极为有害的气体，当孕妈妈把这些大量有害气体吸入体内时，可通过呼吸道进入到血液中，然后通过胎盘屏障进入到胎宝宝的组织和器官内，由此，使胎宝宝的正常生长发育受到干扰和影响。

少用厨房小家电

厨房小家电包括电磁炉、微波炉、电烤箱等，这些电子产品虽然让做饭变得更加轻松和快捷，但是它们的电磁辐射却同样不容忽视。长时间接受辐射可影响发育，甚至胎儿畸形，因此，孕妈妈最好在怀孕期间抛弃厨房小家电，用煤气灶和轻便的蒸锅做饭。

不宜站立过久

有过做饭经历的孕妈妈都知道，从择菜、洗菜到煎炒烹炸做熟是很费时的，处在孕中期的孕妈妈虽然相对安全了，可日渐膨大的腹部也使孕妈妈非常容易疲惫。因此，煮饭时不宜站立过久，譬如择菜这些事情，最好坐在椅子上完成，以免给下肢造成负担。

胎教第 182 天

孕妈妈的睡眠护理

放松精神，睡个好觉

孕期孕妈妈可以试试以下方法，帮助自己放松精神，睡个好觉：

上床前冲个澡，或在 32℃～35℃的水中泡脚 20 分钟。

选择一个最舒适的体位，放松全身肌肉。标志为感到身体的各部分都很沉重，轻松呼吸，双眼闭合，眼球不要转动，固定注视一点，同时轻轻提示自己："我的胳膊好沉好没劲，我的腿和脚也没劲了，我要睡了。"

避免上床后脑子里总想一些事，但遏制不住时也不要着急，因为这时所想之事都较支离破碎，只要不把它们连起来完整化、往深、往细、往复杂去想即可。

每天定时起床，即使只睡了很短时间也要起来。起床后先冲个澡，然后去户外做活动。

让枕头帮你轻松入睡

由于腹部的逐渐增大，对孕妈妈的睡眠产生了越来越大的影响。这时，除了采用稍硬一点的床垫外，可以让枕头帮帮忙，让你轻松入睡。

每晚临睡前，应先用枕头垫高双脚 10～15 分钟，让血液流回心脏。

此外，孕妈妈也可配合运动，将脚掌向后屈向膝盖，约 5 秒后放松。

在肚侧放入一个枕头，能帮助减去下坠的重量，不会整晚有酸软的感觉。

有很多孕妈妈仍会采用仰睡的方法，孕妈妈可于膝盖下垫上枕头睡觉，帮助血液循环。

至怀孕后期，孕妈妈会采用侧睡方式，可在大腿中间夹一个软枕头，使腰椎能够松弛，有助于减少背痛。

胎教第 **183** 天

多吃促进胎宝宝视力发育的食物

维生素 A

维生素 A 是合成视紫质的重要原料，而视紫质是一种感光物质，存在于视网膜中。一旦缺乏维生素 A，在弱光的情况下，譬如夜晚，人就很难看清物体。如果想加强维生素 A 的摄入，孕妈妈不妨多吃鱼类、动物内脏、蛋黄、牛奶、胡萝卜、苹果等。但摄取维生素 A 不能急于求成，应合理膳食，因为过量摄入容易造成维生素 A 中毒。

B 族维生素

B 族维生素中维生素 B_1 和维生素 B_2 是视觉神经的营养来源之一。如果维生素 B_1 不足，眼睛容易疲劳。如果维生素 B_2 不足，容易引起角膜炎。

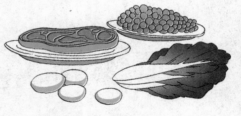

其中，动物肝脏、肉类、豆类、花生、坚果中含有丰富的维生素 B_1，猪肉、鸡肉、鳝鱼、河蟹、蘑菇、蛋类中含有丰富的维生素 B_2，处在孕期的孕妈妈可以适量多吃这些食物。

α－亚麻酸

α－亚麻酸是组成大脑细胞和视网膜细胞的重要物质，它能促进胎儿和新生儿大脑细胞发育，促进视网膜中视紫红质的生成，提高胎儿和新生儿的智力和视力，降低胎儿和新生儿神经管畸形和各种出生缺陷的发生率。在怀孕期间，孕妈妈应常吃坚果、核桃等，因为这些食物中含有α－亚麻酸。此外，目前市场上也有一些α－亚麻酸胶囊，孕妈妈如果怕从食物中摄取的量不充足，可以在医生指导下吃些α－亚麻酸胶囊。

胎教第 **184** 天

孕期眼睛保健常识

TAIJIAO MEI RI YI YE

 应对眼睛出现的问题

眼角膜水肿：孕妇因黄体素分泌量增加及电解质的不平衡，易引起角膜及晶体内水分增加，形成角膜轻度水肿，其眼角膜的厚度平均可增加约3%。由于角膜水肿，敏感度将有所降低，会影响角膜反射及其保护眼球的功能。这种现象一般在产后6~8周即恢复正常。

干眼症：在孕中后期，约80%的孕妇泪液分泌量会减少，怀孕期间受激素分泌的影响，泪液膜的均匀分布遭到破坏。泪液膜的减少及质的不稳定，很容易造成干眼症现象。因此孕妈妈们应注意孕期的卫生保健，合理营养，多摄入对眼睛有益的维生素 A、维生素 C 等营养素。

暂时别戴隐形眼镜

对于怀孕的女性来说，由于激素的不平衡，水分会蓄积在体内，尤其在眼角膜周围的区域积水更甚，容易造成角膜水肿，弧度变平坦，即使平常适应良好的隐形眼镜，在这个时期也会给孕妈妈带来不适。为了减少不适感及由此带来的情绪烦躁，建议孕妈妈最好暂时抛弃隐形眼镜，而改戴框架眼镜。

 慎重选择眼药水

有些孕妈妈在孕期感觉眼睛发干，会选择滴一点眼药水来滋润眼睛。不过孕妈妈对于眼药水的选择可要小心，因为眼药水的药物成分有可能渗入到血管内，影响胎儿。一些不含抗生素的人造眼药水通常只含矿物质、水及防腐剂，对胎儿不会产生不良影响，使用无妨。如果不懂得凭眼药水的标签分辨物质含量的话，最好还是请教医生。

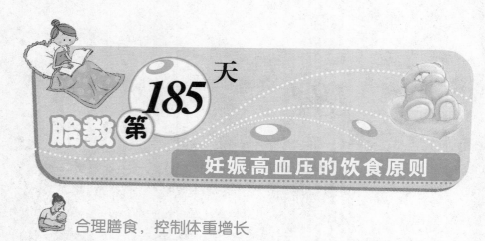

胎教第 **185** 天

妊娠高血压的饮食原则

 合理膳食，控制体重增长

热能摄入过多，每周体重增长过快都是妊娠高血压的危险因素，因此孕妈妈摄入热能应以每周体重增重 0.5 千克为宜。重度妊娠高血压的孕妈妈因尿中蛋白丢失过多，常有低蛋白血症，应摄入高优质蛋白以弥补其不足。膳食中应减少动物脂肪的摄入，饱和脂肪酸的供热能应低于 10%。补充维生素 C 和维生素 E 能够抑制血中脂质过氧化作用，降低妊娠高血压的反应。

 控制钠盐的摄入

钠盐在防治高血压中发挥非常重要的作用，每天食入过多的钠，会导致周围血管阻力增大，血压上升。因此，妊娠高血压孕妈妈应控制钠盐的摄入，每天限制在 3 ~ 5 克左右。同时也要避免所有含盐量高的食品，如浓肉汁、调味汁、方便面的汤料末、腌制品、熏干制品、咸菜、酱菜以及罐头制品的肉、鱼、蔬菜等。如果已经习惯了较咸的口味，可用部分含钾盐代替含钠盐，能够在一定程度上改善少盐烹调的口味。

 "三高一低"饮食法

孕妈妈应进"三高一低"饮食，即高蛋白、高钙、高钾及低钠饮食，每日蛋白摄入量为 100 克，食盐摄入量应控制在每日 5 克以下，有助于预防妊娠高血压。因此，孕妈妈应多吃鱼、肉、蛋、奶及新鲜蔬菜，补充铁和钙剂，少食过咸的食物。

胎教第 **186** 天

职场孕妈妈如何吃

 慎吃油炸食物

工作餐中的油炸类食物，在制作过程中使用的食用油也许是已经用过若干次的回锅油。这种反复沸腾过的油中有很多有害物质，孕妈妈最好不要食用工作餐中的油炸食物。

 拒绝味重食物

工作餐里的菜也许不是咸了就是淡了，建议孕妈妈少吃太咸的食物，以防体内水钠潴留，引起血压上升或双足浮肿。其他辛辣、调味重的食物也应该明智地拒绝。

 自己带食品

自带食品不仅可以为经常发生的饥饿做好准备，避免出现尴尬，还能适当补充工作餐中缺乏的营养。可选择以下食物装入食品包中：

牛奶：吃工作餐的职场孕妈妈需要额外补充一些含钙食物。把牛奶带到办公室饮用是个不错的选择。如果办公室没有微波炉加热，别忘了挑选的牛奶应该是经过巴氏杀菌消毒的。

水果：新鲜水果对孕妈妈好处多多。如果办公室清洗不方便，早上出门前清洗后，用保鲜膜包裹。

饱腹食物：可选择全麦面包、消化饼等粗纤维的面食。核桃仁、杏仁等坚果也不错，不仅体积小、好携带，而且含有孕妈妈需要的多种营养元素。

胎教第 **187** 天

语言胎教的多种形式

听说过"胎儿大学"吗

在肚里的胎儿能上学吗？这话听起来挺新鲜，甚至觉得可笑，但是胎儿"上大学"在国外已有 20 余年的历史了。

美国加利福尼亚州有一所胎儿大学。担任教师的有产科医生、心理学家和家庭教育学家，入学的新生是妊娠 5 个月的胎儿；大学的课程主要是语言和音乐。

大学里按时上课，按时休息。经过全程序的一段时间学习，胎儿出生时已懂得大约 15 个词汇和其中的含意，并能对这些词汇做出反应。这些受过胎儿教育的学生一出世，便可获得一张文凭和一顶学士帽。

目前，我国的一些大城市里也出现了一些"胎儿大学"，这种新鲜的教育方式正逐渐被人们接受。胎教的作用，已被越来越多的人所认可。

英语胎教进行时

从怀孕后 7 个月开始至胎儿出生之前的这段时期，是孕妈妈进行英语胎教的黄金时间。

孕妈妈可以讲一些很简单的英语，例如"This is Mommy""It's a nice-day""Let's go to the park""That is a cat"，将自己看见、听见的事情，以简单的英语对胎儿说。如果已经知道胎儿的性别，或者已经替即将出生的宝宝取好了名字的话，孕妈妈就更可以常常呼唤胎儿的名字啦！在练习"英语胎教"1 个月之后，不妨试试其成效。方法是对着胎儿说些英文语句时，胎儿听到之后是否每次都有反应，如会用脚踢孕妈妈的肚子；当用英文叫胎儿别再踢时，胎儿是否可以平静下来。

胎教第 **188** 天

----- 孕中期如何防流产 -----

 警惕流产先兆

妊娠中期，胎儿已经具有一定的体积，这时流产会给孕妇的健康带来不利影响。事先做好防备之策是最好的方法。

妊娠中期的流产先兆一般发生在妊娠6个月以内，伴随下身出血及腹部疼痛等症状。

孕妇出现流产的征兆以后，应首先接受超声波检查，确认胎儿是否仍在正常成长。通过超声波检查或基础体温测量发现胎儿非正常生长时，必须实施刮宫（去掉子宫里的容纳物）手术。如果出现流血，但超声波检查表明胎儿还处在健康状态时，应该使用安胎的药物，采取措施，使孕妇保持稳定的状态。

视具体情况孕妇既可住院接受治疗，也可在家安心静养。观察大约1星期的时间，出血停止就可以恢复正常生活。当然，这之后流产的危险并没有完全排除，因此需要特别的小心。

 宫颈内口松弛的诊治

子宫由孕育胎儿的本体及连接本体和阴道的宫颈组成。当子宫达到收缩极限的情况下，宫颈像分娩时一样张开的现象被称为宫颈内口松弛。宫颈内口松弛是导致妊娠中期流产的主要原因，需要及时发现和治疗，否则后果不堪设想。

在没有阵痛的情况下羊水破裂或子宫颈异常松弛时，就会导致流产。不过，如果把握好适当的治疗时机，就可以保住胎儿，正常分娩。

有妊娠中期流产或早产经历的孕妇在妊娠4个月时应接受宫颈缝合手术。手术需要20～30分钟时间，比较简单。到妊娠第37周能够正常分娩时，拆除手术时的缝线，就可以正常分娩。不过，也不能因为妊娠中期做了缝合手术就高枕无忧。分娩之前绝对不能让身体过分劳累，运动时也要加倍小心。

TAIJIAO MEI RI YE

胎教第**189**天

培养宝宝的良好生活习惯

 别让宝宝成为"夜猫子"

孩子生下来可以分为两种类型：一种是易养型，这种类型的孩子生活极规律，早上 6 点半醒来，晚上 10 点左右睡觉，白天很少哭闹，饮食、睡眠都非常按时，很让父母省心。而另外一种孩子似乎生下来就是跟父母作对的，白天比谁都睡得多，晚上比谁都有精神，饮食也是想吃就吃。

排除父母在护理上的因素外，第二种孩子很可能与孕妈妈的孕期生活有较大的联系。早起型孕妇所生的孩子，一生下来就有早起的习惯，而晚睡型的孕妇所生的孩子也有晚睡的习惯。所以，"夜猫子"孕妈妈们请注意了，要想培养自己的宝宝从小就形成良好的生活习惯和性格，孕妈妈就要先改变自己的作息时间，保证起居规律。

 种植花草培养情操

到了怀孕第 27 周时，胎动更加强烈，这时胎儿已能完全体会到孕妈妈的感情和思想。孕妈妈看到周围的事物感到兴奋和愉快，这种情绪的变化也会传递给胎儿，胎儿会感到安定，思维也会变得丰富。因此，孕妈妈平时可以侍弄一些外形美观、气味芳香的花草。给花草浇水、晒太阳，在这些活动过程中，孕妈妈温暖愉快的心情也传递给胎儿，胎儿就会变得情感细腻。

胎教第 **190** 天

危害胎儿健康的饮食

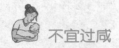

不宜过咸

吃盐量与高血压发病率有一定关系，食盐摄入越多，高血压病的发病率也越高。妊娠高血压是妇女在孕期才会发病的一种特殊疾病，其主要症状为浮肿、高血压和蛋白尿，严重者可伴有头痛、眼花、胸闷、晕眩等自觉症状，甚至发生子痫而危及母婴安康。因此，孕妇过度食咸，容易引发妊娠高血压。

不宜滥服温热补品

孕妇由于代谢旺盛，全身的血液循环系统血流量明显增加，心脏负担加重，血管也处于扩张、充血状态。分泌的醛固醇增加，容易导致水、钠潴留而产生水肿、高血压等病症。在这种情况下，如果孕妇经常服用温热性的补药、补品，比如人参、鹿茸、鹿胎胶、鹿角胶、龙眼、荔枝、胡桃肉等，势必导致阴阳失调，气盛阴耗，血热妄行，加剧孕吐、水肿、高血压、便秘等症状，甚至流产或死胎等。

大量饮食高脂肪食品

长期大量饮食高脂肪食品，可增加下一代生殖器官癌症的可能性，长期的高脂肪食物，会使大肠内的胆酸和中性胆固醇浓度增加，有时甚至可诱发结肠癌。

胎教第191天　如何防早产

 早产的症状与对策

早产的典型症状是阴道出血。出血量因人而异，但妊娠中后期的早产必定伴随腹部疼痛。这种疼痛和分娩时的阵痛一样，腹部一阵阵地收紧抽痛。

孕妇出现早产的迹象后，应立即住院，采取安胎措施。不过，也不能一直卧床不起，像读书、看报这类轻微活动是允许的，不要太过焦虑，保持心态平和非常重要。医生会视具体情况配合使用预防子宫收缩的药物，进行保胎治疗。

 预防早产的生活习惯

早产和孕妇的健康状况有直接关系。孕妇患有糖尿病、高血压等疾病时，胎盘就不能有效地保护胎儿，向胎儿供给营养，这样就会导致胎儿早产。因此，应坚持接受定期检查，及时发现身体的异常，采取相应措施，只有如此，才能最大限度地防止早产。

另外，在生活中，养成下面这些好习惯，就能很大限度地预防早产：

保证充分的休息和睡眠。

放松心情，不要有心理压力。

不宜进行剧烈的运动。不过产妇操和孕妇操等轻微的运动既可以使心情舒畅又可以增进体力，应该持之以恒地坚持。

腹部痛时，应当卧床休息。

不要吃过于咸的食物，以免导致妊娠高血压疾病。

考虑到胎儿和孕妇的健康，应均衡地摄取营养丰富的食物。

不要从事压迫腹部的劳动，不要提重物。

经常清洗阴部，防止阴道感染。

出现忧郁症的症状时，及时向医生咨询。

胎教第 **192** 天

帮孕妈妈战胜静脉曲张

 如何缓解静脉曲张

☞不要提重物

重物会加重身体对下肢的压力，不利于症状的缓解。

☞不要穿紧身的服饰

服装、腰带、鞋子都不可过紧，而且最好穿低跟鞋。

☞不要长时间站或坐

尤其是在孕中期和孕晚期，要减轻工作量，并且避免长时间一个姿势站立或仰卧。坐时两腿避免交叠，以免阻碍血液的回流。但是总是躺着，对静脉曲张症状的缓解也是很不利的。

☞采用左侧卧位

休息或睡觉的时候，孕妈妈采用左侧卧位有利于下腔静脉的血液循环。另外，睡觉时可用枕头或被子垫在脚下面，这样可以方便血液回流，减少腿部压力，都有利于缓解静脉曲张的症状。

☞避免高温

高温易使血管扩张，加重病情。

☞控制体重

如果超重，会增加身体的负担，使静脉曲张更加严重。

 踢腿能防静脉曲张

任何症状，都是预防胜于治疗，孕妈妈应该趁着还没有出现静脉曲张症状的时候，采用一些运动方法来预防，就像下面介绍的踢腿运动一样，就能有效地使腿部放松减压。

☞第一式

第一步，坐在椅子上，上半身保持放松挺直，而双脚合拢伸直，脚尖向上，脚跟着地，稍停5秒钟。

第二步，第一步完成后，将双脚脚尖着地，同样稍停5秒钟，进行这套运动时要有拉扯的感觉，有助血液循环。

☞第二式

第一步，坐在椅子上，上半身保持挺直放松，然后提起右脚向前踢出。

第二步，第一步完成后，将脚再向后踢，右脚完成后，再换左脚重复前面的两步动作，每只脚各做10次。

胎教第 **193** 天

孕妈妈的色彩选择

 孕妈妈穿衣的色彩

孕妈妈在怀孕初期，最适合的颜色是粉红色，粉红色能够引起大家的关爱与照顾。

到了怀孕中期，可以选择黄色，除了让自己心情舒畅之外，黄色属于沟通的色彩，可以让孕妈妈和宝宝轻易地沟通交流。

到了怀孕晚期，可以选择绿色来放松待产。此外，浅蓝色、白色都是孕期可以运用的颜色。值得强调的是，穿对了色彩，无形中就是在做胎教，只要能够均衡地穿着每一种适合的颜色，宝宝日后发展也会比较均衡。

另外，孕妈妈在穿着上应避免黑色，因为它除了会影响孕妈妈的情绪之外，黑色的光还会挡住宝宝可以吸收的光源，无形中宝宝也会不快乐、不健康，出生之后也容易体弱多病，因此，许多孕妈妈想借着黑色来修饰孕期变胖身材的观念就要改变了。

 孕妈妈活动场所的色彩

家是孕妈妈主要的活动场所，也是孕妈妈实施胎教的主要环境，因此居室的色彩设计就必须着重考虑。

对孕妈妈来讲居室的主色调应该以冷色调为主如：浅蓝色、淡绿色等。在主色调的背景上，不妨布置一些暖色调，如黄色、粉红色等，这样一来，当孕妈妈在工作和劳动之余，可以尽快摆脱烦躁情绪，减轻疲惫，在精神和体力上都得到休息。

胎教第**194**天

共同创造美好家园

TAIJIAO MEI RI YE

 设想一些应急措施

准爸爸可以和孕妈妈商量各种突发情况的应付之道，告诉孕妈妈如何在联系不上自己的这种情况下避免和对付发生的一些状况。把应急之道以备忘录的形式写下来，放在容易找到的地方。

 帮助妻子练习分娩呼吸法

分娩时每位孕妇都要经受产痛的考验，有些孕妇因对产痛过于紧张而造成难产。如果从怀孕中期开始，准爸爸尽量抽时间陪妻子去孕妇学校练习分娩呼吸法和放松法，并在家里一直帮助妻子坚持练习，那么，到了真正分娩时就会在很大程度上帮助妻子减轻产痛，消除紧张和恐惧的心理，顺利地生出孩子。

 尽量陪伴妻子去做产前检查

产前检查非常重要，就好比妻子和胎儿健康状况的"晴雨表"。如果准爸爸能够陪伴妻子去，不仅会使妻子觉得心里温暖，还会感到踏实。无论从身体上还是心理上，都可以给予妻子莫大的支持。比如，去医院的路上能照顾妻子，在医院做检查时可以代劳很多琐事，免去妻子走来走去之苦。特别是出现一些异常时，有准爸爸的陪伴可使妻子的压力减半，心理放松许多，还可以及时了解妻子和胎儿的健康状况，在生活上给予相应呵护。

胎教第 **195** 天

夫妻要携手走过艰难时期

 妻子皮肤变黑

大多数孕妇在怀孕后皮肤色素加深，乳晕、外阴、大腿内侧都会变黑，有的孕妇面部形成蝴蝶斑。丈夫应该学会赞美妻子，告诉妻子你非常喜欢她现在的样子。

 妻子呼吸加重

到孕晚期时，丈夫会觉得妻子说话总是上气不接下气。随着子宫的增大，孕妇胸廓活动相应增加，并以胸式呼吸为主，以保持气体充分交换。她的呼吸次数不变，但每次呼出和吸入的量增加，每分钟通气量平均增加 3 升。妻子是为了胎宝宝的成长加紧工作呢，不要在听妻子讲话时表现出不耐烦。

 妻子体毛变重

人们一般不议论体毛，所以准爸爸常常惊诧于妻子体毛的变化。准爸爸注意不要对此流露出不满情绪。许多女性在这时非常敏感，尽可能地喜欢这种变化。如果做不到的话，记住它只是暂时性的，是亲爱的胎宝宝带来的。

 妻子乳房漏奶

在怀孕期间乳房会发生很大变化，随着孕期增加，一些孕妇只是偶尔沾湿衣服，而另一些孕妇则会出现乳房漏奶。丈夫不要对妻子露出嫌弃之情。想象如果是自己的身体发生如此戏剧性变化，也会对此颇感兴趣而不是感到可怕。

 妻子多梦、睡眠不好

到了怀孕晚期，妻子可能会睡眠很少，一夜醒好几次。她可能会反复折腾时会把丈夫弄醒，这时准爸爸可以坐起来陪她聊聊天，听会儿音乐。怀孕期间孕妇比较多梦，这些梦总会与怀孕、孩子性别等有关。丈夫不要对妻子的诉说表现出心不在焉，要积极回应她的叙述。

胎教第 **196** 天

孕妈妈要注意工作中的隐患

 不要用带着滑轮的办公椅

孕妇的办公椅不要用带着滑轮的转椅，坐在上面摇来晃去，容易因失去平衡而跌倒。

 暂时远离电脑为好

电脑显示器产生出的电磁辐射会引起孕妇眼球疼痛、疲劳等症状，而电脑背面与两侧产生出的电磁波比正面还要强，因此更不能太接近，最新研究报告指出，孕早期的孕妇每周使用电脑超过 20 小时，其流产率会有所增加，同时畸形儿出生率也有所增加。

所以，在孕早期还是暂时远离电脑为好。怀孕 3 个月以后，就可以和电脑接触了，不过还是要注意适时适度，不能一天到晚地坐在电脑前，不利于母子的健康。

 当心复印机的危害

复印机启动时，会释放出一些有毒的气体，危害人的健康。因此，孕妇应尽量减少与复印机打交道，需要使用时，最好多请求身边的同事帮助，还应特别注意身体不要紧靠着复印机，距离最好在 30 厘米以上。平时还应适当多吃一些富含维生素 E 的食品。

 预防电话机的病菌

电话机易传播感冒病菌，所以孕妇最好能配一个专用的电话机。

若条件不许可，孕妇就不要太勤快了，最好把接、打电话的机会尽量让给同事，当然，一定要用也有办法，就是经常用酒精擦拭听筒和键盘进行消毒。

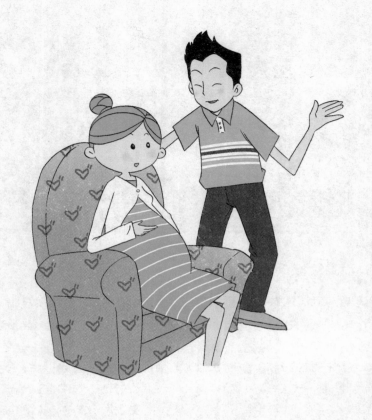

第8个月
用心体会与胎宝宝交流的喜悦

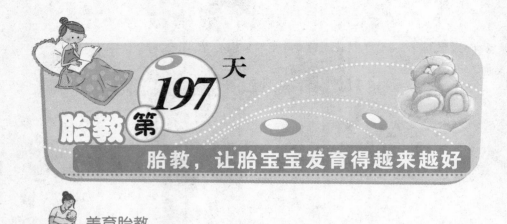

胎教第197天

胎教，让胎宝宝发育得越来越好

 美育胎教

进入孕晚期后，去展厅看画展有一定的难度了，为了继续对胎宝宝进行美育教育，孕妈妈可以在家里舒舒服服地坐着，为胎宝宝讲解画册。这样既节省了孕妈妈的体力，也能达到美育教育的效果。孕妈妈可以一边看着画册，一边对胎宝宝说画册中的人、物、相关的地理知识和人文知识等。

行为胎教

在孕晚期行房事对孕妈妈的主要影响是造成感染。这是因为到了本阶段离分娩的日子越来越近了，此时进行性生活很可能会令细菌潜藏在阴道中，这会为分娩埋下祸根。因为，在分娩过程中，产道会有损伤，同时子宫里胎盘剥离后有一个较大的创面，再加上分娩后产妈妈抵抗力降低，发生感染的可能性就会增大。

调查研究发现，在分娩前3天内行过房的，发生感染的概率高达20%。在发生了产褥感染的产妈妈中，有近一半是在产前1个月内行过房的。因此，这里建议孕妈妈从本月开始就要禁止房事，专心为分娩做好准备。

另外，此时行房会给胎宝宝造成伤害，除了很可能造成早产外，还会增加新生儿的死亡概率。所以，为了胎宝宝的健康，准爸爸要体谅孕妈妈，严格地控制性生活。

胎教第 **198** 天

食用调味品的摄入需谨慎

 盐

盐分摄入过多，会导致孕妇晚期出现浮肿，可见足踝及小腿皮肤绷紧光亮，用手按压出现凹陷，长时间站立行走、中午不午睡则更加严重。这是因为孕妇体内内分泌变化，导致水潴留；同时增大的子宫压迫下肢静脉，使血液回流受阻，下肢出现浮肿。

 酱油

酱油中含有 18% 的盐，孕妇在计算盐的摄入量时要把酱油计算在内。同时酱油中含有防腐剂和色素，应该尽量少吃。

 辣椒

辣椒是一种营养成分丰富的蔬菜，尤其含有大量的维生素，适量吃辣椒对人摄取全面的营养成分有好处。但辣椒会刺激肠胃、引起便秘、加快血流量等。孕妇虽然不是绝对禁止吃辣椒，但应适量，如果属于前置胎盘的情况则应绝对禁止食用。

 味精

第九届联合国粮食及世界卫生组织食品添加剂法规委员会决定，取消成人每天摄入 6～7.5 克味精食用限量的规定，但婴儿食品仍慎用。味精可使食物味道鲜美，还有一定的营养，没有证实其会产生毒素，因此孕妇只要食用适量，不必禁用味精。

胎教第 **199** 天

如何缓解孕期小腿抽筋

 小腿抽筋的原因

大腹便便的孕妈妈常常在久坐之后或睡觉时，有小腿抽筋的感觉。孕妈妈腿部抽筋常发生在怀孕中期以后。常见的原因是：

☞腹部的负荷量变大

由于子宫变大，压迫到下腔静脉，进而导致下肢的负担增加，再加上许多上班族孕妈妈长期久坐、久站，容易造成局部血液循环不良，抽筋发生率自然增加。

☞夜晚的睡姿不当

抽筋常发生在夜晚时分，这是因为夜晚不当的睡眠姿势维持过久所致。

☞电解质不平衡

由于现在宝宝的骨骼正在发育，孕妈妈需要大量钙质以供应胎宝宝成长所需，所以孕妈妈的钙质或矿物质不足，会产生体内电解质不平衡，容易引起抽筋。

 预防小腿抽筋

为预防小腿抽筋，在日常生活中，孕妈妈要注意选择穿着宽松舒适的平底布鞋。睡觉时，腿不要伸得太直，"卧如弓"最好。侧卧时可在两膝间夹一软枕，坐时可将脚抬高，以利于血液回流。发生腿抽筋不要害怕，如在半夜睡觉时，可采取仰卧姿势，用手拉住脚趾，尽力把小腿抬高，一次不行，可再做一次，一般可很快缓解。如在站立时小腿抽筋，可把小腿伸直，活动脚掌，也很有效。发生抽筋以后，在医生的指导下补充些葡萄糖酸钙和维生素 D。

胎教第 **200** 天

孕晚期的饮食常识

 孕晚期的饮食重点

适当增加豆类蛋白质，如豆腐和豆浆等。

注意控制盐分和水分的摄入量，以免发生浮肿。每天饮食中的盐应控制在 5 克以下。

建议孕妈妈选择体积小、营养价值高的食物，如动物性食品；减少营养价值低而体积大的食物，如土豆、红薯等，这样可减轻被增大子宫顶住胃的胀满感。

对于一些含能量高的食物，如白糖、蜂蜜等甜食宜少吃，以防食欲降低，影响其他营养素的摄入。适当限制油炸食品及肥肉，油脂要适量。

 孕妈妈无须大量进补

在怀孕的最后 3 个月里，孕妈妈每天的主食需要增加到 200～300 克，牛奶也要增加到 2 瓶，荤菜每顿也可增加到 150 克。但是，孕妈妈也无须大量进补，孕妈妈的过度肥胖和巨大儿的产生对母子双方健康都不利。

 饮食不要过甜或过咸

孕晚期最可怕、最危险的情况就是妊娠高血压疾病。想要预防妊娠高血压疾病，必须减少盐分及糖分的摄取量，这是最基本的常识。同时，还应注意烹饪食物的方法和用餐的方式。在做沙拉的时候，不放酱油和盐，代之以柠檬和醋；吃面时，最好不要喝面汤。

胎教第 201 天

孕晚期走路须谨慎

 行走时避免跌倒

腹部的日渐增大，使孕妈妈的身体变得笨拙，保持平衡变得也很困难。因此，为了安全起见，不要攀到高处，也不要在地面湿滑的地方活动。登台阶的时候，最好用一只手扶住栏杆，然后将身体的重心移到向前跨出的腿上，再慢慢移动。孕妈妈必须穿矮跟的、舒适的鞋子，并选择底部防滑的鞋子，不要穿拖鞋出门。

 注意行走姿势

孕妈妈在这个时候要保持正确的走路姿势可不是一件容易的事，因为肚子大大地向前突起，身体的重心明显地前倾。你可以试试这个姿势，它会对你很有帮助：收紧臀部肌肉，将臀部稍稍提起，这样可以减轻脊柱的负担；散步是孕期最健康的运动，它能够给胎宝宝提供充足的氧气，促进胎宝宝感知发育；对于孕妈妈来说，散步则可以促进新陈代谢，加强心肺功能，有利于孕妈妈保持体形和顺利分娩。但是，切忌每日进行超负荷、超强度的行走，这会适得其反。

 让生活进入慢节奏

在孕期的最后阶段，由于胎宝宝从下面上升向上顶横膈，腹部已经没有更多的空间让人深呼吸了。因此，孕妈妈需要少食多餐，并且尽量不要让身体太劳累、太紧张，保持生活慢节奏，这对于应付气短有帮助。无论做什么事情，哪怕一件很小的事情，也最好给自己安排出比平时多一倍的时间，使自己做事情的时候可以轻轻松松、慢节奏地完成。

胎教第 **202** 天

孕期不容忽视的疾病

滴虫性阴道炎的防治

滴虫性阴道炎由滴虫原虫引起的。如白带增多，呈黄色，且有异味，外阴部瘙痒严重，很可能是滴虫性阴道炎。炎症严重时，外阴部肿胀呈深红色，瘙痒转化为疼痛；如果炎症发展到尿管，排尿时就会有疼痛感。

这种病主要由性生活感染引起，所以孕妈妈要保持清洁，预防感染。如果已经感染上滴虫性阴道炎，治疗药剂可以使用曲古霉素等栓剂。

带状疱疹阴道外阴炎

此病症是由于感染带状疱疹病毒，在阴道或外阴部产生的炎症。感染初期症状为外阴部不适、发烧、轻度瘙痒，1~2周后，会有些许小水疱产生。要想预防就须注意不要过度劳累。特别是在感冒时身体抵抗力降低，要更加小心。最好在分娩前治疗，否则胎儿出生经过产道时就很容易感染病毒，且出生后因为感染带状疱疹病毒，死亡率也会升高。

如果分娩时没有痊愈，可以采用剖宫方式分娩，避免孩子受感染。

念珠菌阴道炎的防治

念珠菌阴道炎是由一种类似于酵母菌的真菌在阴道或外阴部引起的炎症。念珠菌繁殖迅速时，不仅阴道，而且外阴部也会呈深红色并处于糜烂状态，引起外阴炎，同时伴随阴道或外阴部瘙痒，白带增多，这时的白带呈豆腐渣状，白色。

如果因外阴部瘙痒而用碱性肥皂清洗，症状会更加严重，应在温水中放1~2勺食醋稀释后冲洗。如果已经感染上阴道炎，则须尽早接受治疗，以防分娩时感染胎儿。预防阴道炎最重要的是保持清洁，勤换内衣，穿棉料衣服，稍感异常应立即去医院接受检查治疗。

TAIJIAO MEI RI YI YE

胎教第 **203** 天

孕妈妈出行防止意外

TAIJIAO MEI RI YI YE

 防止搭车中的意外

☞避开高峰期

在上下班的人流高峰时段，孕妈妈可以有意提前或延迟出门时间。

☞避开人群

等车的时候，孕妈妈可以站在人少的地方；乘坐地铁或公交车时，应该后上车；上车后，尽量走向人少的地方。

☞掌握正确站立姿势

在车上站着的时候，双脚分开与肩同宽，将重心放在下半身，一手扶着立柱，另一只手挡住后背。

 防止公共场所中的意外

☞避开人潮

孕妈妈尽量避免周末出门购物；平时如果正巧赶上人多，也不要去人多拥挤的地方凑热闹。

☞穿着轻便

孕妈妈最好穿着轻便、且防滑吸震的球鞋，以保护双脚；不穿长裙，以免绊倒自己。

☞不提重物

一个人出门时，孕妈妈最好别买太多东西，也不要提重物，即便要买或已经买了，也必须选择那种可以送货到家的物品。

 被撞倒时的紧急应对

☞护住肚子

若孕妈妈不慎被撞倒，应立即用手中的包或衣物放在肚子的左右两侧或用手立即护住肚子，侧身着地，以缓解被撞的冲击力，保护腹中的胎儿。

☞别用手或膝着地

当孕妈妈因重心不稳要摔倒时，不宜用手撑地或双膝跪地，否则会损害关节，甚至造成骨折。

☞缩成球形

一般情况下，摔倒时着地的面积越大，其所受的伤害会越小。而所有的姿势里，唯有圆形与地面的接触面积又大又安全，因此，孕妈妈如果不慎被撞倒，应尽量将身体蜷缩起来，以成球形为最佳。

☞收紧下巴以保护头部

孕妈妈不小心被撞即将跌倒时，应赶紧将下巴向锁骨中心缩，以保护头部。

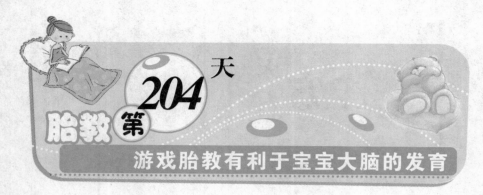

胎教第204天

游戏胎教有利于宝宝大脑的发育

游戏胎教的作用

对于胎宝宝来说，最重要是脑部的发育，这关系到宝宝未来的发展。通过外界的刺激，会对脑部发展有帮助。通过游戏胎教，可以使胎宝宝与母亲之间的互动增加、促进彼此的感情，有助于后续胎教的发展，胎宝宝也有好心情，并且可以增加胎宝宝与母亲的知识交流。

游戏胎教的最佳时间

孕妈妈怀孕7~8个月时是胎动最明显的时候，所以在此时进行游戏胎教，效果最明显。胎宝宝一般而言需要8~12小时的睡眠，所以如果在饭后1~2小时陪胎宝宝玩耍，母亲可以明显地感受到胎动，胎宝宝的手脚也会随着母亲的动作，而产生不同的反应。

游戏胎教的方式

游戏胎教最好是在有音乐的良好环境中进行，以不危险、有趣味性为原则。

孕妈妈用一只手压住腹部的一侧，然后再用另一只手压住腹部的另一侧，轻轻挤压，感觉胎宝宝的反应。这样做几次，胎宝宝可能会有规则地把手或脚移向妈妈的手，胎宝宝感觉到有人触摸他，就会踢脚。

孕妈妈用两或三拍的节奏轻拍腹部，如果你轻拍肚子两下，胎宝宝会在你拍的地方回踢两下，如果轻拍三下，胎宝宝可能会回踢三下，但是每个胎宝宝的反应也不尽相同，各有区别。

胎教第 205 天

孕期要保证充足睡眠

 睡前搓搓脚心有助于睡眠

孕妇平时活动量较少，且晚上常常睡眠不好。在睡觉之前搓一搓脚心，不但可补充运动量少的缺憾、起到刺激脚心神经的作用，还能滋阴补肾、颐养五脏六腑，提高睡眠质量。具体的做法是：先用温水洗脚，擦干脚后将一条腿盘在另外一条腿上，脚心朝向对侧，搓右脚心时用左手，搓左脚心时用右手，最后转圈搓至发热。搓完以后，用拇指和食指逐个按摩脚趾，用力不要过大，然后用温水洗手就可以了。经常搓搓脚心，可以促进血液的循环，也利于胎儿的成长发育。

 睡前心情要平静

孕妈妈不应该在睡前做剧烈活动或者令你感到兴奋和疲劳的事情，可以简单地冲个热水澡或用热水洗腿、脚，喝杯热牛奶来舒缓绷紧的神经。

 使用侧卧垫

侧卧垫能帮助孕妇保持正确卧姿，前后两边枕芯可分担腹部重量，维持胎儿所需的血液循环。让孕妈妈保持舒适睡姿，提高睡眠质量。怀孕后期，双腿肿胀的现象普遍存在，用它垫高双脚，可促进血液回流心脏，缓解肿胀现象。高质量的睡眠非常重要，不但能给孕妈妈好气色，更能让孕妈妈在新的一天精力充沛、心情愉悦。

胎教第 **206** 天

孕妈妈要预防晕厥

引起晕厥的原因

☞**晕厥的因素**

由于怀孕后新陈代谢加快，胰岛血流量比非孕时增多，故胰岛生理功能非常旺盛，血中胰岛素水平偏高，以致孕妇血糖偏低，从而出现头晕、心悸、乏力、手颤和出冷汗等症状。此外，由于孕妇怀孕初期血中孕酮增多，出现妊娠反应性呕吐，加上这时一般吃得比较少，而身体消耗大，也可加重头晕等低血糖症状。

☞**产生晕厥的原因**

孕妇长时间站立或突然改变体位，出现低血压状态而导致眩晕或疲劳；由于过度兴奋或焦虑，影响呼吸功能，导致换气过度和眩晕；妊娠期血液被稀释引起"生理性贫血"或低血糖状态；较长时间的仰卧位，巨大子宫压迫下腔静脉，使回流血量及心搏出量减少，出现低血压可致眩晕。

应对晕厥的方案

如发觉孕妇晕厥，可使孕妇采取侧卧位方式，尤其左侧卧位，不仅可以改善胎儿血氧供应，还可以预防仰卧位低血压综合征引起的眩晕。如果出现的眩晕症状经上述措施处理后无效或频繁出现时，应请医生诊治，以免延误病情。

预防昏厥的方案

注意三餐的营养，尤其是早餐。可多吃些牛奶、鸡蛋、肉粥、蛋糕等高蛋白和高碳水化合物的食物，必要时一天可吃4~5餐。此外，还可随身携带些饼干、糖块和水果等方便食品，以便一旦出现低血糖症状时立即进食，使头晕等低血糖症状得以缓解。避免过快地变换姿势、长时间地站立、过度兴奋和精神过度紧张、过度疲劳等。

胎教第 **207** 天

用优质营养打造聪明宝宝

 藻类 DHA 更适合孕妈妈

市场上常见的 DHA 营养品，多是从深海鱼油中提取的。其实，DHA 也可以从藻类中提取。从深海鱼油中提取的 DHA 营养品中含有较多的 EPA，它能增加血液的黏度，增加血流量，孕妈妈一旦过量摄入就易失血。

相对而言，藻类 DHA 则几乎不含有 EPA，对孕妈妈没有任何伤害，而且 DHA 的含量也远远高于鱼类 DHA，且有不易被氧化、易吸收等优点，不会产生副作用。相对于鱼油中的 DHA，藻类 DHA 更适合孕妈妈食用。

 藻类 DHA 的功效

⊙可降低娩出早产儿的风险。
⊙能延长具有早产风险的女性妊娠期。
⊙能有效改善女性产后抑郁情绪。
⊙有利于胎宝宝智力及视力发育。

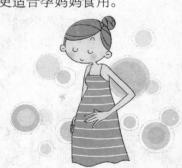

胎教第 **208** 天

孕妈妈在办公室的注意事项

工作应量力而行

怀孕以后，身体笨重，行动不便，再也不能用孕前的工作标准来要求自己了，遇到自己力所不能及的工作，比如搬运重物、高空作业、外联业务等，不妨向身边的同事求助。

定时呼吸新鲜空气

在开着空调的办公室里工作，室内外温差大，影响空气流通，很容易引起头昏缺氧、心情烦躁等。因此，孕妇应每隔两三个小时走到户外去，呼吸一下新鲜空气，这样不仅能放松心情和身体，促进血液循环，更有助于消除疲劳，而且还能使胎宝宝受益。

多喝水

孕期多喝水可促进体内代谢废物的排出，还可防止便秘。不过频繁起身倒水，可是一件又累又烦的事情，不过这事好办，准备一个大杯子即可解决。

准备零食充饥

怀孕期间孕妇总会有饿的感觉，在办公桌抽屉里放些小点心、奶制品或水果等，在不影响工作的前提下，饿时吃一点，以补充营养。

站立时间不宜过长

从事久站工作的孕妇应定时坐下，并抬高双腿休息片刻，以及时消除疲劳，防止下肢水肿。进入孕晚期后，最好买双孕妇专用的弹力袜，用助于血液顺畅循环，避免出现水肿和静脉曲张。

不要长时间久坐

从事久坐工作的孕妇要想坐得舒适些，可在腰部放个柔软的小靠垫，以减轻腰酸背痛。工作时，还应经常动动脚趾、转动踝关节、伸屈四肢等，双脚最好踩在小矮凳上，而且至少每隔1小时站起来走动1次，以促进血液回流，减少腿部浮肿，有助于预防静脉曲张和便秘。

胎教第**209**天

预防产前便秘

 增加蔬果、杂粮、白开水的摄取量

⊙过于精细的饮食会造成排便困难，所以孕妈妈要适当吃些含膳食纤维的蔬菜、水果和粗杂粮，如芹菜、萝卜、苹果、香蕉、梨、燕麦、豆类、糙米等。

⊙孕妈妈的饮食要有规律，切勿暴饮暴食。平时要多喝水，每天清晨坚持喝一杯温开水。这样能刺激肠道蠕动，使大便变软易于排出。

 定时排便

⊙坚持定时排便，并在每天晨起或早餐后如厕。因为早餐后结肠推进动作较为活跃，易于启动排便，故早餐后一小时左右为最佳排便时间。

⊙不要忽视便意。不能强忍着不排便，如厕时间也不能过长，否则不仅会使腹压升高，还会给下肢血液回流带来困难。

 保持身心愉快

职场孕妈妈要合理安排工作生活，保证充分的休息和睡眠，保持良好的精神状态和乐观的生活态度，这样可以有效防止便秘。

另外，在家待产的孕妈妈因为运动少容易便秘，更要保持最佳的精神状态，降低发生便秘的可能性。

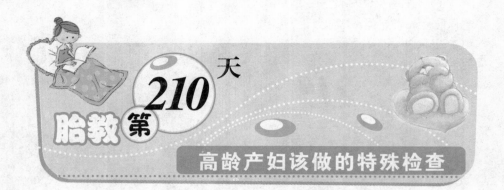

胎教第210天

高龄产妇该做的特殊检查

TAIJIAO MEI RI YE

母血筛查化验

先天愚型儿除了遗传因素外，唯一与之相关的因素就是妊娠年龄。目前，母血筛查是早期发现先天愚型儿的首选办法。优生专家建议，有条件的孕妇应该在怀孕8~9周时去做母血筛查化验，35岁以上的高龄妊娠者是重点筛查对象之一。这种检查安全、无创伤，筛查率可以达到60%~80%。对筛查出的可疑胎儿通过羊水诊断便能确诊，准确率达到99%。

绒毛膜绒毛细胞检查

在怀孕后40~70天是做这项检查的最适宜时机。通过取绒毛膜就能诊断胎儿有无遗传病，准确率很高。而且，这项检查的时间早于羊水检查，可以使对胎儿的诊断从孕中期提前到孕早期。一旦发现胎儿异常，便能在孕早期及时进行人工流产，不仅可以避免有缺陷的胎儿出生，还可以免去孕中期引产的痛苦。

羊水穿刺检查

这项检查主要用于高危妊娠的女性。在B超的协助下于妊娠16~18周穿刺羊水，从中取出胎儿脱落的细胞进行染色体分析，便可以对胎儿做出宫内诊断，判定其有无遗传性或先天性代谢疾病等。年龄大于35岁的高龄妊娠女性，一旦怀孕都应该在适宜的时间去做这项检查。

B超检查

B超可以检查出多种先天畸形，如无脑儿、脑积水、头小畸形、脊柱裂、多囊肾、肾盂积水等。一般在妊娠16周左右即以后都可以在正规医院里进行这种检查，对孕妇毫无痛苦，对胎儿也是无害的。

胎教第 **211** 天

与宝宝建立与心灵的沟通

 与胎儿的快乐沟通

与胎宝宝对话是训练听觉能力和建立母子或父子亲情的最主要手段。妊娠到 8 个月时，不仅可以在孕 7 月的基础上继续有计划地进行对话，还可结合实际生活出现的各种事情，不断扩大对话的内容和对话的范围。

面对着分娩即将来临的特点，孕妈妈可以和胎宝宝主动进行沟通。比如可以告诉胎宝宝："我的小宝宝，不久以后你就要出来了，妈妈好盼望这一天。你一定很想和妈妈见面了，是吗？"或者与准爸爸一起对胎宝宝说："爸爸妈妈为了迎接你的诞生，已经准备了整整 10 个月。外面的世界很美丽，你一定喜欢的。"这些语言能够促进情感的建立和心灵的沟通。

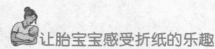 **让胎宝宝感受折纸的乐趣**

折纸是一项手、眼、脑并用的活动，孕妈妈通过折纸不仅可以调节手脑的协调性，还可以调节不良情绪。而胎宝宝在孕妈妈的腹中也能感受到折纸的乐趣。

你不妨到书店买本指导折纸的书来参考，折些纸飞机、帽子、动物等，并将这些作品保存起来。这可是你和胎宝宝共同的财产，蕴藏着你对胎宝宝的浓浓爱意。

胎教第 **212** 天

在互动中发挥胎教魅力

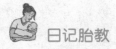

日记胎教

感受胎动是孕程中最令孕妈妈高兴的事情，那么你有没有想过把每次胎动都记录下来呢？在孕晚期，记录下胎动的相关情况非常重要，因为这关系到胎宝宝在在母体内是否健康。每次在做胎教时，孕妈妈可以把胎宝宝的反应详细记录下来，胎动的变化是怎么样的？增加还是减少了？胎宝宝是怎么动的？经过一段时间的记录和持之以恒的胎教训练，孕妈妈就可以知道胎教是否对胎宝宝有效，即胎宝宝是否对固定的胎教内容建立起固定的、有规律的反应。

音乐胎教

俄罗斯一家名为"新医学"的产科医院，发明了一种胎儿保健新方法，即定期组织孕妈妈进行大合唱。实践证明，这一做法有益于胎宝宝的机体和智力发育。而且，孕晚期，孕妈妈常常为分娩烦扰，合唱也有利于舒缓压力。

大合唱对孕妈妈和胎宝宝均有益。在唱歌和朗诵诗词时，腹中的胎宝宝也会学着"歌唱"和"咏诗"，这能改善母体——胎儿的血液循环，从而降低胎内感染，并预防胎儿窒息及缺氧症状的发生。合唱的歌曲有《摇篮曲》《襁褓曲》《游泳曲》等。据对已降生的近50名新生儿进行的测验表明，他们的身体健康程度和智力水平等许多方面的指数，均超过在出生前未曾接受音乐熏陶的同样大小的新生儿。

胎教第 **213** 天

孕期胎教有方法

记忆胎教

实践证明，经过记忆训练的胎宝宝出生后在学习语言、文字等方面，比普通孩子学得更快更好。所以，孕妈妈还是应该通过努力，为胎宝宝的将来打好基础。今天，可以教胎宝宝学学拼音。

⊙在教"a"时，一面要正确地反复发好这个音，一面用手指写它的笔画。

⊙要将"a"的视觉形状和发音深深地印在脑海里。这样一来，孕妈妈发的"a"这一个信息，就会以最佳状态传递给胎宝宝，从而有利于胎宝宝的大脑接受此信息，并去理解并记住它。注意：孕妈妈要控制好音量，避免用过大的声音对胎宝宝讲话。

游戏胎教

针对这个时期已经"成熟"的胎宝宝，准父母可以和胎宝宝做做游戏，增进与胎宝宝的感情，同时也活跃胎宝宝的身心。准父母可以从不同方位轻轻推动胎宝宝（动作一定要轻柔），感觉一下胎宝宝的反应，通常只要反复几次之后，胎宝宝就会有所响应，例如，当你轻轻推动胎宝宝后，胎宝宝就会转身或踢腿舞拳。这样的互动，实在有趣！

另外，当准爸爸给孕妈妈涂抹妊娠霜时，可以和妻子与胎宝宝对话，增加彼此互动的机会。

需要注意的是，游戏胎教进行的时间不宜过长。以免胎宝宝产生厌倦，打扰胎宝宝的正常休息。为了增加乐趣，准父母在和胎宝宝做游戏的同时，还可以说说胎教小歌谣之类的，胎宝宝更能感受到和父母互动的温馨氛围。

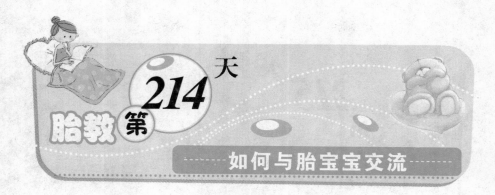

胎教第 **214** 天

如何与胎宝宝交流

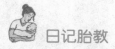

日记胎教

还有两个月，胎宝宝就要出世了。今天，孕妈妈可以写下自己对胎宝宝的期待。内容越详细越好，如做事认真负责、长得活泼可爱、懂得关心别人、怀着一颗感恩的心等。

做这样一个计划表，以备在胎宝宝出生后，把你的期待融入到宝宝的教育计划当中去，让他能够在各方面都有优异表现。

在写下这些期待时，一定要怀着美好的情绪，想象着孩子正如你期待的那样，这种潜意识里的期待就一定会让胎宝宝感受到，从而对他的大脑起到很好的促进作用。

游戏胎教

孕10月的时候，胎宝宝在母体内有很强的感知能力，而且很喜欢和准爸爸、孕妈妈做游戏。

☞事实证明，胎宝宝喜欢做游戏

曾有报道，准爸爸、孕妈妈和胎宝宝做游戏时，有时会伸一下懒腰，有时打一个哈欠，有时还会调皮地用脚踢一下子宫壁，这是他感到很满意的表现。而胎宝宝在子宫中的时候，也会自己做些游戏。

比如有时胎宝宝会用手触碰漂浮在身边的脐带，抓过来玩弄几下，甚至还会送到嘴边，这些动作使他感到快乐。

☞做游戏可以促进胎宝宝全面发展

在孕10月，胎宝宝完全有能力在准爸爸和孕妈妈的帮助下进行游戏活动。只要准爸爸、孕妈妈不失时机地通过各种渠道和胎宝宝做游戏，就能有效地增强胎宝宝活动的积极性，还可以全面开发胎宝宝大脑的思维能力。

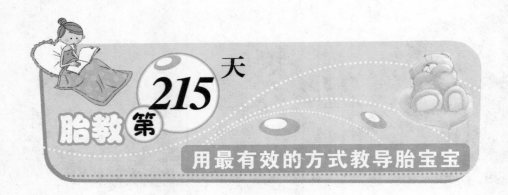

胎教第 **215** 天

用最有效的方式教导胎宝宝

记忆胎教

今天孕妈妈可以教宝宝认识数字，这样可以间接地奠定胎宝宝的数学基础。孕妈妈可以制作漂亮好看的卡片，上面写上数字，也可以买儿童识数卡片。有了这些图形做基础，就可以将其视觉化后传递给胎宝宝了。

孕妈妈可以找个舒适的地方坐下，面带微笑，心中想象胎宝宝认真学习的样子，手抚摩胎宝宝，用清晰的声音从"1"念到"8"，数和量一起念，如"一个草莓"。还可以用形象的比喻来告诉胎宝宝，如"1"像一个手指头，"2"像小鸭水上漂等，并把这种形象想象成画面，映射给胎宝宝。

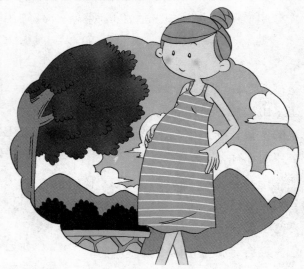

总之，不论教什么，重要的是将学习内容与生活紧密地联系在一起，也就是说用周围的东西进行实物教学是最有效的。

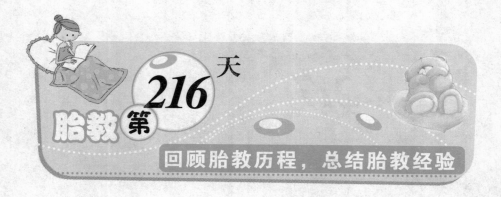

胎教第 **216** 天

回顾胎教历程，总结胎教经验

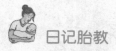
日记胎教

今天，孕妈妈可以动手写一篇日记，回忆一下孕早期和孕中期的胎教历程。在这份回忆录中，孕妈妈可以写的东西很多，如是什么时候开始进行胎教的，在孕早期和孕中期进行了哪些胎教，谁参与了胎教，宝宝在胎教过程中的反应，胎教中发生的有意思的事情，以及孕妈妈对孕早期、孕中期实施过的胎教的反思和想法等。

在孕早期和孕中期的胎教中，凝聚了孕妈妈和准爸爸太多的心血。当孕妈妈把这些内容重现在日记中时，会给孕妈妈很大的触动。这些诉诸笔端的感情，是深沉浓厚的，里面包含的更多的是孕妈妈和准爸爸对胎宝宝的爱和期待。在孕妈妈满怀感慨写下盈溢着丰富感情的文字时，胎宝宝也能感到孕妈妈大海般温柔、执著的感情，从而进一步加深了母子间的亲情。

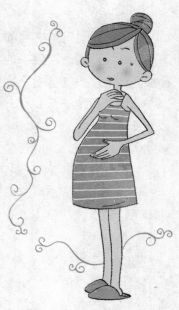

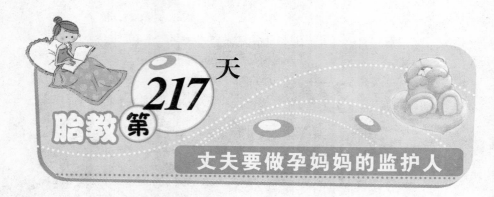

胎教第**217**天

丈夫要做孕妈妈的监护人

鼓励妻子进行学习

丈夫应鼓励妻子加强"专业"学习，培养妻子多方面的兴趣。妻子妊娠以后，难免有惰性心理，而丈夫的责任就是要千方百计地把这种惰性心理加以转化，特别是在妊娠后期还可与胎儿一起学习，如看儿童读物、读读外语等。

别让妻子感冒

孕妈妈是最害怕感冒的人群之一，准爸爸要预防妻子感冒，应从家庭做起。在妊娠期间，家庭中的每位成员都要预防感冒，首先注意居室卫生，多参加运动锻炼，吃含有丰富营养的食物，增强抵抗力，避免感冒。并且要记着在感冒盛行的季节，家人都要尽量避免去人多的地方。如果家里有人感冒，最好及早与孕妈妈隔离。并采用一些有效的措施，进行屋内消毒，如醋熏法、紫外线杀毒法等。同时还要教导孕妈妈，自己作好保健，注重饮食，注意卫生，并保证充足睡眠，保持居室清洁，可经常通风换气，并根据天气变化，注意合理的衣着，避免感冒。如果孕妈妈不慎感冒，一定要带她去医院诊治，切不可让她自己乱服药。

不要让妻子发怒

怒是由强烈的刺激引起的一种紧张情绪。准爸爸要尽量避免让孕妈妈受到这种强烈的刺激，多创造缓解孕妈妈紧张情绪的外环境，引导孕妈妈学会自我放松和自我平衡。同时，准爸爸要多动脑筋，丰富孕妈妈的业余生活。

胎教第 **218** 天

锻炼胎宝宝的聪明才智

做勤于编织的孕妈妈

经胎教实践证明，孕期勤于编织的孕妈妈所生的孩子，会比在孕期不喜欢动手动脑的孕妈妈所生的孩子，在日后更"心灵手巧"一些。

在进行编织时，会牵动肩膀、上臂、小臂、手腕、手指等部位的30多个关节和50多块肌肉。这些关节和肌肉的伸屈活动，只有在中枢神经系统的协调配合下才能完成。管理和支配手指活动的神经中枢在大脑皮层上所占面积最大。手指的动作精细、灵敏，可以促进大脑皮层相应部位的功能发展，通过信息传递的方式，可以促进胎儿大脑发育和手指的精细动作。

适当丰富自己的精神活动

我们知道胎儿和母亲之间有着微妙的心理感应，母亲的一言一行都将对胎儿产生潜移默化的影响。科学家们还发现，广泛的情趣对改善大脑的功能有极为重要的作用。有人认为，乐队指挥、画家、书法家等生活情趣较丰富的人，他们之所以具有创造力，与他们经常交替动用大脑左、右半球，促进左、右大脑的平衡，提高大脑的功能有关。因此，母亲的生活情趣无疑对胎儿大脑左、右半球的均衡发育起着很关键的作用。

为胎儿提供氧气

新鲜充足的氧气是胎儿头脑发育不可或缺的要素。因此，孕妈妈必须提供给胎儿充分的氧气。如果氧气的供给不足，就有可能对胎儿的大脑机能造成致命的损伤。

要想给胎儿提供充足的氧气，首先孕妇血液中氧气的浓度必须高。利用晚间或者周末的时间和丈夫一起去公园或者森林浴场。在充分呼吸清新氧气的同时慢慢地散步，是胎教和运动两不误的好方法。

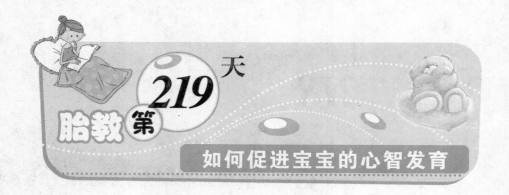

胎教第 **219** 天

如何促进宝宝的心智发育

 联想美好的事物

联想胎教可以贯穿于所有胎教方法中。孕妈妈在阅读文学作品、欣赏绘画作品时，也可以展开场景的联想和画面意境的联想；孕妈妈在欣赏音乐时，就可以借助乐声，对乐曲所描述的画面展开联想；孕妈妈在大自然中也可以展开对美景诗情画意的联想。通过联想，孕妈妈把这些意识的信息传输给胎儿，达到对胎儿影响的作用。

 孕妈妈多欣赏古典音乐

由于胎宝宝此时已有了意识，所以音乐胎教在选取乐曲时要选择那些注重抒发作曲家内心的情感、充满深切的情感关怀、旋律流畅、意境深远的作品，如贝多芬的《致艾丽丝》、德沃夏克的《新世界交响曲》、海顿的《小夜曲》、舒曼的《梦幻曲》、亨德尔的《水上音乐》等。

特别是《梦幻曲》，它是舒曼钢琴套曲《童年情景》13 首曲子当中最脍炙人口的乐曲。柔美如歌的旋律，各声部完美的交融以及充满表现力的和声，刻画了一个童年的梦幻世界，表现了儿童天真、纯洁的幻想。孕妈妈随着柔美平缓的主旋律，正如进入沉思的梦境，在梦幻中出现美丽的世界，就仿佛看见一个圣洁的小天使——那期盼已久的可爱小宝宝向你走来。

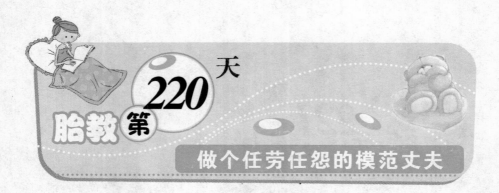

胎教 第**220**天

做个任劳任怨的模范丈夫

为妻子做按摩

按摩能促进血液循环、减少不适感觉、舒缓压力以及增强抵抗能力，丈夫为妻子按摩还能让孕妈妈直接享受到丈夫的关爱。下面介绍丈夫为孕妈妈做臀部和大腿按摩的方法。

☞**臀部按摩**

孕妈妈躺下，左侧卧，背向丈夫，丈夫用左手在孕妈妈的臀部打圈揉按。

☞**大腿按摩**

孕妈妈躺在床上，仰卧，双腿平放。然后丈夫双手环扣在膝盖以上位置，由下向上推按，可以有效缓解腿部浮肿。

提高妻子的睡眠质量

一般来说，孕妈妈每天至少应保持8个小时的睡眠，并且要注意睡眠质量，睡得越沉、越香越好。那么，丈夫怎样让妻子的睡眠达到一定的时间和深度呢？

应保持室内安静和空气新鲜，卧具要整洁、舒适。

睡前2小时内不要让妻子大量吃喝。

不要让妻子饮用有刺激性的饮料。

睡前不要让妻子做剧烈运动，避免过度兴奋、劳累。

用温水为妻子泡泡脚。

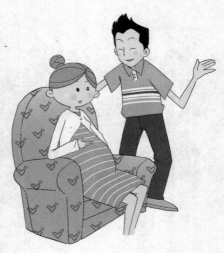

TAIJIAO MEI RI YI YE

胎教第 **221** 天

改善孕期消化不良

引起消化不良的因素

随着妊娠进展，孕妇的胃肠道受增大子宫的推挤，胃液分泌及胃肠道蠕动也有不同程度的改变，与胎盘分泌大量孕酮引起全身平滑肌普遍松弛有关，使胃肠道张力降低，蠕动减弱，胃排空时间及肠运输时间延长，又因胃贲门括约肌松弛、胃的位置改变以及腹压增加，易导致胃内容物反流至食管。总之，怀孕期间消化非常缓慢，容易出现消化不良。尤其到了孕后期，由于胎儿压迫肠胃，你会感到胃灼热。这时注意别吃得太多，别吃辛辣食物。

消化不良的应对方案

孕妇因怀孕而产生的消化不良，一般不需要药物治疗，只要通过合理的调配饮食，都可使其得到不同程度的改善。食欲不振时要少吃多餐，择其所好，吃一些清淡、易消化的食物，如粥、豆浆、牛奶以及水果等。少吃甜食及不易消化的油腻荤腥食物。待食欲改善后，可增加蛋白质丰富的食物，如肉类、鱼虾和豆制品等。

此外，孕妇要保持良好的心态，避免发生不愉快的事情，因为任何精神方面的不良刺激，都会招致消化不良。孕妇最好多听音乐或观赏美术作品，以使自己心情愉快。为增加食欲，孕妇保持适当的活动是必不可少的，每天散散步，做一些力所能及的工作和家务，不仅能增进消化，也有利于宝宝的生长发育。

胎教第 **222** 天

准爸爸与孕妈妈一起放松

 放松手腕

第一步：丈夫用右手握住妻子左手手腕。

第二步：丈夫用左手捏住妻子的左手关节慢慢上下运动。

 放松脚腕

第一步：丈夫的右手握住妻子的脚腕，左手握住脚趾。

第二步：握住脚趾前后运动，放松肌肉。

 放松肘部

第一步：丈夫用左手托住妻子的左肘，右手握住手腕。

第二步：将肘部按正常的运动方向弯曲后伸直。

 放松膝盖

第一步：丈夫用右手握住妻子的膝盖，左手握住脚腕。

第二步：按关节运动的方向将膝盖弯曲再伸直。

 放松颈部

第一步：妻子仰面躺下，丈夫用双手托住妻子的颈部；

第二步：轻轻地托起颈部又放下，如此反复数次。

 放松腿部

第一步：丈夫左手握住妻子的膝盖，右手握住脚腕。

第二步：按关节运动方向做划圈运动。

胎教第223天

孕妈妈防宫缩的方法

TAIJIAO MEI RI YI YE

 判断宫缩是否正常

很多时间，孕妈妈可以根据自身的检查来判断宫缩的正常与否。只要孕妈妈在卧床休息1小时后即可恢复，宫缩的次数不超过10次/天，没有出现腹痛、出血或破水症状，宫缩间隔时间没有缩短等，均可以判断出此次宫缩为正常的生理反应。

宫缩一旦异常强烈，在妊娠不足9个月时就出现每隔1小时3次以上的宫缩、在妊娠超过30周后出现每隔1小时5次以上的宫缩，均为早产和流产的征兆，孕妈妈应及时就医。

 缓解宫缩的措施

孕妈妈出现轻微宫缩，如果适当地休息还是不能缓解不适，就应该从日常生活的一些细节处入手，及时地采取措施加以防治。

☞**放慢脚步**

行走过程中，孕妈妈感到宫缩得厉害，有一种强烈的缩成一团的感觉，就可以试着放慢脚步予以缓解。尤其是赶时间的孕妈妈，一定要以自己的身体状况为主。

☞**避免走路过多或搬重物**

本来就大腹便便的孕妈妈，如果走路太多或搬重物，就会加大孕妈妈的负重感，导致腹部受力过大，易引发宫缩。想要缓解宫缩，就应该减少走路和搬重物的负荷。

☞**防止受凉**

不论是天气过冷、穿得过少、冷气开得太大等导致受凉，都很容易引发宫缩。孕妈妈一定要注意身体的保暖，在自己感到凉或容易受凉的时候，最好可以及时地穿上袜子、盖上毯子等。

☞**正确呼吸法**

当宫缩发生时，孕妈妈可以取仰卧位，轻轻地闭上双眼，用鼻子深深地吸气，然后长时间地屏住气息，等到憋不住的时候长长地呼气。

胎教第 **224** 天

胎宝宝的行为（一）

打哈欠、吮吸和吞咽

孕妈妈怀孕 11 周时，外形开始悄悄地变化，但因为胎宝宝只有一个李子大小，还不足以引起别人的注意。而现在孕妈妈腹中的胎宝宝却发生了天大的变化，他的心脏开始向所有内脏器官供血，并通过脐带与胚胎进行血液交换。这是胎宝宝身体成长的重要里程碑，同时他也学会了一些新的本领——打哈欠、吸吮和吞咽。

活动筋骨，做运动

在胎宝宝毛发和指甲快速生长、生殖器开始呈现性别特征的时候，他会做的事情更是让人惊奇：他能自由地移动胳膊，弯曲手指和脚趾；再过两周，胎宝宝还能弯曲、伸展并转动手掌、手腕、双腿和脚趾，动作变得更灵活；怀孕后期，他的骨骼变得越来越硬后，他会常常翻身，乱踢一通，还能握手、张开手，孕妈妈会感到宝宝在腰的两边滑动，好像是拥抱着妈妈，在跟妈妈撒娇一样。这都是胎宝宝在活动筋骨、做运动。

玩转脐带

除了睡觉，胎宝宝一刻都不安静，孕妈妈的子宫内并没有给他提供什么玩具，靠着自娱自乐打发时间。不过有一个"玩具"不得不提，就是脐带。它本是给胎宝宝输送营养的"通道"，实在无聊之极，胎宝宝就把它当成了玩具，围着脐带转圈，抓着脐带把玩。玩累了他就歇一歇，精神头儿足了就越玩越起劲，可他不知道危险就潜伏在一边，有些胎宝宝就在这玩转中被脐带缠绕而发生危险。

TAIJIAO MEI RI YE

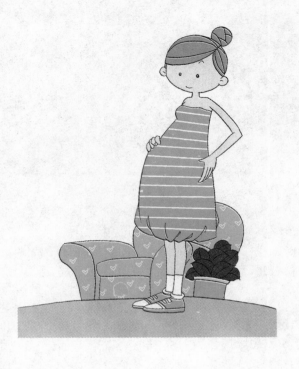

第9个月
平和心态再坚持一下

胎教第 225 天

胎宝宝的行为（二）

TAIJIAO MEI RI YE

 耳朵灵灵灵

胎宝宝非常"聪明"，在他 24 周大时，就已经能分辨出来自子宫外和孕妈妈身体内部的不同声音。所以，要尽可能和宝宝说话，并试着拍拍肚子，如果能放点优美的音乐就更好了，要知道胎宝宝听到后脉搏会加快，还能随着音乐的节奏而移动。

其实，在胎宝宝 6 个月的时候耳朵就已经很灵敏了，宝宝被超声波"窥探"，他能感觉到超声波探头放在妈妈肚皮上的轻微压力，尽管肚子上的皮肤、羊水起到一定的阻隔作用，但是超声波震动的声音达到宝宝的耳朵里时能接近 100 分贝，相当于火车进站的声音。所以，这样的噪声胎宝宝一定是不喜欢的。

 抢占地盘

胎宝宝越长越大，为了能发育得更好，他在妈妈肚子里开始开拓地盘，该如何开拓呢？胎宝宝自有办法，他把妈妈身体内的器官挤挪了地方，肠子搬家到了上腹部，胃缩小了地盘，正因为这样，很多孕妈妈才出现了胃部的不适感。

 打嗝

孕妈妈在怀孕后期会发现胎宝宝有节奏的胎动，一天会出现好几次。医生从医学角度解释，这是胎宝宝在吞咽羊水时发出的声音，也是他在"练习"呼吸动作，让肺能快一点发育成熟，所以胎宝宝的打嗝并不是真正意义上的打嗝。

 睁眼练习

我们总以为胎宝宝在出生几天后才能睁开眼睛看这个多彩的世界，事实并不是如此。在怀孕后期，胎宝宝的眼睛就能在眼眶里转动，而且他还会主动练习睁眼、闭眼，想象不到吧！不仅是睁眼锻炼，胎宝宝的五种感觉——嗅、视、听、味、触摸全部"开始工作"，为即将到来的出生做好充分准备。

 排出胎便

你知道吗？当宝宝准备出生的时候，他会将身体上褪下的胎毛和其他分泌物一点点吞下去，储存在肠道中，这些都将刺激胎儿的肠蠕动，排出胎便，还能排出尿液。

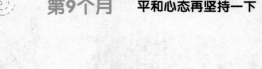
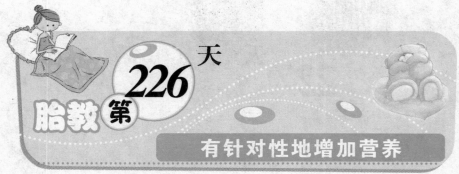

胎教 第 **226** 天

有针对性地增加营养

进入孕 9 月，孕妈妈的身体状况、营养需求都出现了较大变化，所以一定要根据孕晚期的特点和自己的情况安排饮食。

保护心血管和健脑的食物仍然要吃

孕妈妈一定要保证蛋白质的摄入量，禽类、鱼类蛋白质中含有丰富的蛋氨酸和牛磺酸，它们可调节血压的高低；大豆中的蛋白质能降低胆固醇而保护心脏和血管，同时可以保证胎宝宝的发育，但肾脏功能异常的妊高征孕妈妈必须控制蛋白质摄入量，以减轻肾脏负担。其次，还要补充必需的 DHA。DHA 是胎宝宝大脑、眼睛发育和维持正常功能所需的营养素，人体内不能合成，必须从食物中获得。鱼肉中 DHA 含量较高，孕妈妈应多食用。

继续食用预防便秘的食物

要吃含有丰富维生素、无机盐和膳食纤维的食物，如菠菜和白菜等。多吃蔬菜水果，有助于预防便秘。

继续补充钙和铁

要多吃含铁和钙丰富的食物。含铁丰富的食物有动物肝脏、菠菜和蛋黄等。动物的肝脏中含有血红素、铁、叶酸和维生素等，是孕晚期补充铁的较好选择。含钙丰富的食物有海鱼、海米等。

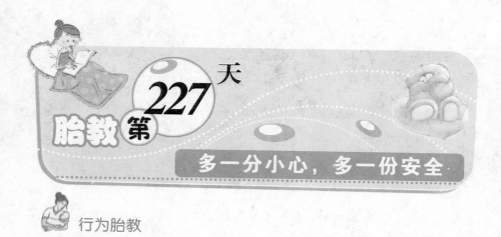

胎教第 **227** 天

多一分小心，多一份安全

 行为胎教

很多孕妈妈在外面的时候，通常都很注意不随便用手拿东西吃，或从外面一回到家，就马上去洗手。可是，很少有人想到嘴唇也同样应该注意卫生。经常在没有清洁嘴唇的情况下喝水、吃东西，或时不时地总去舔嘴唇，殊不知这样做是十分有害。

因为空气浮尘中的很多有害物质及病原微生物会落在嘴唇上，它们一旦进入孕妈妈的体内，会造成危害，这些有害物质还会影响胎宝宝发育，甚至致病或致畸。

所以，孕妈妈在外出之前，最好在嘴唇上涂能阻挡有害物的护唇膏；如果要喝水或吃东西，一定要先用清洁湿巾将嘴唇擦拭干净；回到家后，洗手的同时别忘了清洁嘴唇。这样才能有效地防止病从口入。

运动胎教

☞**散步有助于分娩**

专家指出，孕妈妈临近分娩时多做些适当的运动，不仅可以预防便秘和静脉曲张，避免自己和胎宝宝的体重增长过快，减轻身体的种种不适，而且还可使关节韧带变得柔软，腹肌更有力量，从而在分娩时顺利生出宝宝。

☞**其他辅助运动**

为了让分娩更顺利，渐渐成形的胎宝宝发育更健全，更健康，在散步的同时，孕妈妈还要加上静态的骨盆底肌肉和腹肌的锻炼。比如简单的伸展运动：坐在垫子上屈伸双腿；平躺下来，轻轻扭动骨盆；身体仰卧，双膝弯曲，用手抱住小腿，身体向膝盖靠近等简单动作。每次做操时间在 5～10 分钟即可。

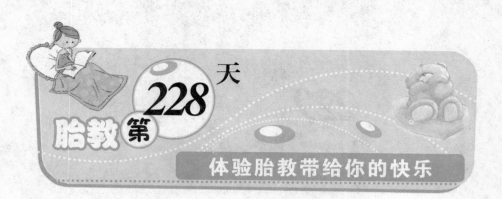

胎教第 **228** 天

体验胎教带给你的快乐

音乐胎教

今天孕妈妈在疲劳时可以听听《水上音乐》。这首乐曲由著名作曲家亨德尔所作，以优美的旋律、轻巧的节奏而流传于世。

音乐中既有碧波荡漾的泰晤士河的韵味，又朴实优美，富有个性。音乐虚实相辉，意境深远，明快的节奏和清晰的旋律线条，具有豪爽自信的气质；中间部分柔美抒情，木管和弦乐主奏，弦乐器清淡的音色与前后形成鲜明的对比。而在曲目的最后，又给人一种坦然自若、逍遥自在的感觉。

行为胎教

准爸爸要知道，孕9月距预产期越来越近，孕妈妈既有宝宝即将出世时的兴奋和愉快，又有即将面对分娩时的紧张。准爸爸如果发觉孕妈妈在情绪上有这方面的倾向，就要帮助孕妈妈，让她始终保持一种平和、欢乐的心态。下面介绍一下准爸爸在帮助孕妈妈调整情绪和心理的时候。应该注意的两个方面问题。

☞**准爸爸调整好自己的心态**

有些准爸爸没有做好自己即将成为新爸爸的心理准备，结果在孕妈妈临产前和分娩的时候，手忙脚乱，不但不能给孕妈妈有效的心理支持和安慰，反而加大了孕妈妈的心理压力，让孕妈妈烦恼、担心不已。

所以，准爸爸一定要学习有关临产的知识，让自己对孕妈妈即将临产时会出现哪些状况，及应对办法有个基本的了解，以便在孕妈妈真正临产的时候冷静地处理各种可能出现的问题，给孕妈妈最大的心理支持。

TAIJIAO MEI RI YE

胎教第**229**天

多与宝宝对话和运动

 对话胎教

现在，胎宝宝的听觉器官基本上已经发育完全，可以和准爸爸、孕妈妈有效地互动了。所以准爸爸要抓住这个机会，利用一日三餐的机会和胎宝宝交流，既可以培养胎宝宝的语言能力，又可以教胎宝宝用餐礼仪，一举两得。

准爸爸可把双手放在孕妈妈腹部跟胎宝宝讲话，如早餐的时候，准爸爸可以说"宝贝，早上好，来和爸爸打个招呼"，然后说"现在爸爸已经把餐具摆好了，要和妈妈一起用餐了"；午餐的时候，准爸爸可以说"宝贝中午好，今天的午餐很丰盛，还特别加了妈妈最喜欢吃的鱼，宝宝你喜欢吗"；晚餐的时候，准爸爸可以说"宝贝晚上好，现在咱们开始吃晚餐了，宝贝要乖乖的，不要乱动，否则妈妈会吃不好饭的"，或"妈妈在吃鱼，宝宝要长得聪明又乖巧哟"！

 音乐胎教

音乐胎教的主要作用是通过悦耳怡人的音响效果对孕妈妈和胎宝宝听觉神经器官进行刺激，促使母体分泌出一些有益于健康的物质。

而在孕9月，胎宝宝听觉器官发育得很完善了，音乐胎教除了能较好地增强胎宝宝大脑皮层及神经系统的功能，还能促进母体和胎宝宝的生理节奏产生共鸣，对胎宝宝全身各器官的活动形成有益的影响。

这一周不妨听些轻音乐。轻音乐是一种赏心悦目的音乐种类，让人轻松、舒服是它的主旨。它的曲目包罗万象：著名电影的主题曲和主题音乐、欧美各国的流行音乐、拉丁美洲和西班牙的爱情歌曲、法国歌曲、俄罗斯名曲、夏威夷的吉他曲、肖邦的音乐、日本风情的乐曲、圣诞乐曲乃至甲壳虫乐队的歌曲等。

胎教第**230**天

排除心中的忧虑

 情绪胎教

在整个妊娠过程中，心理压力变化大致分三个阶段，即孕早期、孕中期和孕晚期心理压力，每阶段的心理压力又源于不同的因素。

孕晚期的心理压力主要由分娩困扰、养育问题、角色即将转换等因素造成的，如果这些忧虑不能被及时缓解和疏通，就会形成心理负担，响到胎宝宝的健康发育。造成孕妈妈的心理压力的是其自身的各种忧虑和焦躁情绪，主要有以下5种：

⊙害怕分娩的疼痛，无法选择剖宫产还是自然分娩。

⊙担心分娩时会有生命危险。

⊙怕超过预产期而出现意外。

⊙腹内胎宝宝日渐增大，可能出现胎动加强、白带增多、消化不良、下肢静脉曲张和水肿等现象，日常生活越来越不便，心里非常焦躁不安，急盼快些分娩，早早结束妊娠的日子。

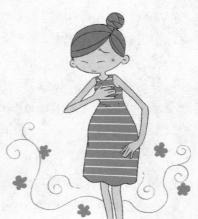

⊙分娩的日子很快到来，担心自己无法胜任妈妈的角色而产生忧虑。

以上就是干扰孕妈妈心理健康的因素，孕妈妈自己要注意自我调适，家人也要积极地做好孕妈妈的心理保健。

胎教第 **231** 天

准爸爸积极参与很重要

 ### 让胎宝宝听到你的声音

我们还不知道胎儿在子宫里是否能理解摇篮曲的含义，但可以肯定的是，从怀孕第 5 个月开始，胎儿就已经能听到你的声音了。所以，每次对胎宝宝说话的时候多重复一些简短的句子，比如"你好啊！小家伙"，"我的乖宝宝"，"爸爸来了"等。等胎宝宝出生后再重复同样的话，你会惊讶地发现宝宝会回过头来找你。即便是新生儿，也知道随着声音去寻找他的"老熟人"。

 ### 用宽容接纳抱怨

很多时候，孕妈妈需要表达她的抱怨。不要忽视她诉说的种种不舒服——作为男人，你很难想象怀孕的女人所要承受什么样的身体困扰。其实很多时候，她只要把怨气发泄出来就足够了。但千万不要把你认为好的解决方法强加给她。其实如果你适时地递去一杯热可可或者柠檬汁，没有女人会拒绝。最好的效果是再加上一句贴心话："你受苦了，亲爱的。"

 ### 学会倾诉与倾听

无论是担忧还是激动，不管你对即将扮演的父亲角色有什么感受，都可以告诉妻子。对你看到的"育儿指南"有什么疑问，都可以与妻子进行交流。对于你的参与和关注，她一定会非常高兴。然后，仔细倾听她的回答和解释。即便你已经为怀孕的妻子做了很多很多，或者自认为是个合格的准爸爸，随时与妻子沟通和交流依旧是你的头等大事。

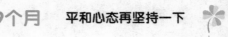

胎教 第 232 天

把宝宝的健康放在第一位

制订详细的分娩计划

对于孕妈妈来说，现在既有早产的危险，预产期也有可能发生变化，因此建议最好事先制订详细的分娩计划。检查孕妇的健康状况，了解能否实施妊娠初期计划的分娩方式。如果必须改变分娩方式，那么究竟应该选择何种方式也需要进行慎重考虑。同时，应该认真做好经济上的规划。不仅自然分娩和剖宫产的费用相差很多，不同分娩病房的费用同样千差万别，因此在制订计划时，方方面面都要考虑到。

随时监测胎动

从孕 28 周至临产为止，每天都应找出空闲时间，由孕妈妈自己数胎动的次数。每日早、中、晚各记胎动次数 1 次，每次记 1 小时。胎动次数在 12 小时内一般为 30 次，这说明胎宝宝在子宫内的情况良好。

如果次数为 20 次或 12 小时内的胎动次数比原来减少 50%，说明胎宝宝在宫内有缺氧的现象，应立即就诊，千万不能等待胎动消失才到医院检查。

胎心的自我监护

建议孕妈妈用多普勒胎心仪监测胎心变化，每次听胎心的时间应大于 1 分钟，如在 10 分钟内发现胎心率总是低于 120/分钟，或高于 160/分钟，请立即就医。

另外，出现以下情况之一时，应立即去医院，进行检查：

阴道流水及流血。

有规则的子宫收缩（5 分钟 1 次）、腰痛、下腹坠胀、腹痛及有血性分泌物，表示产程即将开始。

预产期超期 10 天或胎动异常。

下肢浮肿明显增加，头晕，血压增高。

胎教第 **233** 天

纠正不良生活习惯

 长时间打手机

孕妈妈应尽量少用手机，以免增大胎儿出生缺陷的发生率。手机在接通的一刹那电磁辐射强度会突然增大，而受精卵最初发育形成时，子代染色体复制完全是一个生物电流流动过程，即使很微弱的电磁波辐射，也容易使受精卵受到影响，增大胚胎异常发育的发生率。

 不要太依赖空调和电扇

孕妈妈的新陈代谢非常旺盛，容易出汗，因此，寻找降温方法是必要的。但是，如果吹电风扇的时间过长或者空调的温度过低，都会给孕妈妈的健康带来不利影响，会出现头晕头痛、浑身乏力等症状。如果是从非常炎热的户外进入房间，马上接受电扇或空调的冷气，汗液蒸发会使皮肤温度骤然下降，导致表皮毛细血管收缩，而使血压升高。

 孕期涂指甲油危害胎宝宝

指甲油及其他化妆品往往含有一种名叫酞酸酯的物质。这种酞酸酯若长期被人体吸收，不仅对人的健康十分有害，而且最容易引起孕妇流产及生出畸形儿。所以孕期或哺乳期的妇女都应避免使用标有"酞酸酯"字样的化妆品，以防酞酸酯引起流产或宝宝畸形，尤其是男孩，更容易受伤害。

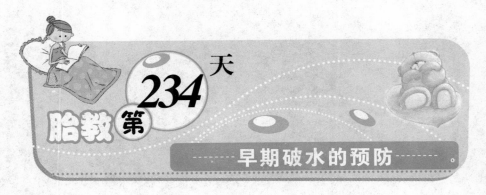

胎教第**234**天

早期破水的预防

早期破水的症状

正常情况下，破水是在宫口开全前后，由阴道流出的一股羊水，以后还会不断地向外流出。早期破水的原因很多，最常碰到的是阴道发炎，羊膜穿刺也可能是原因之一。孕妇还没有正式进入产程以前，羊膜就已经破裂，大量的羊水流出，这种情形称为早期破水，发生的概率从2%～19%不等。早期破水时，胎儿还没有生出来，胎儿的脐带会顺着羊水外流，脐带脱垂后，脐带受压，从母体来的血液和氧气不能顺利进入胎儿体内或进入很少，可使胎儿因缺氧而发生宫内窒息，有时脐带血流会被完全阻断，使胎儿迅速死亡。早期破水还容易拖长分娩的时间，引起感染。

早期破水的应对方案

无论什么时候感觉破水，都要赶快到医院做检查，确定是不是破水。在发现有破水迹象之后，务必要躺下休息，不能再起来活动；为了避免羊水流出过多和脐带脱垂，应该用垫子将后臀部垫高一些。不要洗澡，不要在阴道里放置任何东西，不要性交，保持清洁，多喝水，每天定时测两次体温。破水24小时之后，可进行白细胞计数检查，以确定是否有感染。

早期破水的预防

定期到医院接受产前检查。一般妊娠5～7个月时，一个月检查1次；妊娠7～9个月时，半个月检查1次；妊娠9个月以上，每周检查1次。孕期的生理特点容易导致霉菌性阴道炎和其他妇科炎症的发生。因此要注意孕期卫生，注意保持膳食的平衡，保证充足的维生素 C 和维生素 D 的摄入，保持胎膜的韧度。怀孕期间如果分泌物比较多，有感染的现象，应该及时到医院就诊，接受治疗。

胎教第 **235** 天

怀孕晚期体检

TAIJIAO MEI RI YI YE

 孕晚期常规检查

妊娠 33～36 周为妊娠晚期，在 35 周前要每 2 周做 1 次产前检查，36 周后每 1 周做 1 次产前检查。具体检查内容如下：

一般检查：了解病史；测血压，数脉搏、听心肺等；观察面容有无贫血；检查下肢有无水肿。

⊙阴道检查：了解产道有无异常。

⊙腹部检查：测量腹围、宫高，检查胎位、胎心，胎头是否入骨盆，估计胎儿大小。

⊙骨盆测量：了解骨盆的大小，以准确估计能否自然分娩，是否需要剖宫产，以便医生及孕妇都能心中有数。

⊙肛门检查：了解骨盆有无异常。

⊙实验室检查：检查血、尿、便常规，肝、肾功能，进行心电图检查，以了解孕妇的心功能。

 分娩前的 B 超检查

这个阶段，孕妇一般要做两次 B 超，分别被安排在怀孕第 34 周和第 37～38 周，目的是检测羊水量、胎盘位置、胎盘成熟度及胎儿有无畸形，了解胎儿发育与孕周是否相符，最后一次 B 超检查将为准确的生产方式提供可靠的依据。

 胎心监护

从怀孕第 37 周开始，孕妇每周要做一次胎心监护，借助仪器记录胎儿瞬间心率的变化。这是了解胎动、宫缩时胎心反应的依据，同时可以推测出宫内胎儿有无缺氧。如果孕妇有合并症或并发症，最好从怀孕第 28～30 周开始做胎心监护。

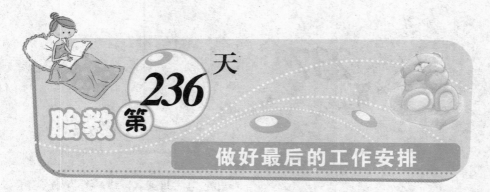

胎教第**236**天

做好最后的工作安排

休假之前整理好工作

在休产假之前，孕妈妈应对这期间的工作进行整理，并将自己担当的事情毫无纰漏地完成。此时应当注意的一点是，不要因为对同事感到愧疚，而做一些自己力所不能及的事情。事先制订计划，然后井井有条地结束各项工作，这样才不会浪费一直以来的努力。在产假期间，以平和的心态充分地休息，为生下健康的宝宝做好身心准备。

适时停止工作

一般说来，孕妈妈健康状况良好，一切正常，所从事的工作又比较轻松，可以到预产期前 4 周左右再停止工作，有些身体、工作条件好的孕妈妈即使工作到出现临产征兆也不为晚。如果进入休产假的时间过早，反而会由于休息时间过长，导致体重增加并引起肥胖，还会有产生妊娠高血压疾病的危险。

同时，必须想到，如果过早进入产假，那么返回工作岗位的时间就会提前，这样与胎宝宝在一起的时间就会相应缩短。但是，若孕妈妈患有较严重的疾病，或产前检查发现有显著异常，或有重要妊娠并发症，则应提前休息。

接受充分的光照

一般人都认为补钙只要摄入高质量的游离钙即可，殊不知，维生素 D 及维生素 E 也是钙质吸收的重要条件。一旦缺乏，摄入人体的钙质将有 90% 随尿排出。保证充足的光照是自身产生维生素 D 的重要条件。注意，这种光必须是天然的"补钙剂"——阳光。所以万一孕妈妈所在的办公室处于阴面，最好要求调换到向阳面的办公室里去，再不行，要注意每天午休时走到阳台或广场上去，进行不少于一小时的"日光浴"。

胎教第237天

孕期腰酸背痛的防治

TAIJIAO MEI RI YI YE

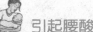 **引起腰酸背痛的原因**

随着胎儿逐渐长大，孕妇的肚子越来越突出，身体重心前移。为了保持身体平衡，体前部的肌肉变得松弛，体后部的肌肉、韧带紧张，头肩向后挺起，时间长了就会造成腰酸背痛。不断长大的胎儿还可直接压迫腰骶神经丛，产生疼痛感，并使疼痛沿大腿向后外侧放射。胎儿增大还使得腰骶和盆腔各关节的韧带松弛，并受到牵拉，使孕妇感到腰痛。

此外，胎儿的生长发育需要从母体中摄取大量的钙、磷，如果孕妇饮食缺钙少磷，就可能造成骨质脱钙而软化，引起腰痛。与此同时，进入妊娠第32周，孕妇体内开始分泌催乳和松弛骨关节的激素，为分娩做好准备。这些激素起到松弛关节和肌肉、促进顺利分娩的作用，但同时也使骨盆、脊椎等的结合变松，成为腰痛、背痛的原因。一定程度的疼痛是无法避免的，但若给日常生活带来障碍，则要去医院接受诊断。

 腰酸背痛的应对方案

适当的按摩可以缓解酸痛，平时要注意保持良好的姿势，加强体育锻炼，增强脊柱的柔韧性，怀孕后不宜穿高跟鞋，更要避免提重物，可选择比较硬的床垫，通过这些措施可有效缓解腰背的酸痛。散步和适当的运动，加强腰背肌和腹肌的锻炼，增加孕期营养，可以预防腰酸背痛的发生。进行按摩或洗浴，伸开双臂深呼吸，可以在一定程度上减轻腰酸背痛。

为了缓和疼痛，平时要注意保持正确的姿势，通过做孕妇体操或游泳等，来缓和背部和腰部的疼痛。

腰痛背痛是因妊娠而起，通常在分娩后自然痊愈。如果疼痛加剧、难以忍受，可去医院请医生找原因。必要时可在医生的指导下使用止痛药，并卧床休息。

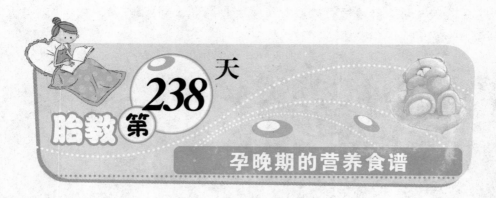

胎教第**238**天

孕晚期的营养食谱

 每天的饮食要多品种

在孕晚期，怎样合理地安排每天的饮食，这可是很有学问的。这里介绍一种一日食谱，以供孕妈妈参考。

⊙早餐：牛奶250毫升，加白糖10克；麻酱烧饼1个，用标准粉100克、芝麻酱10克。

⊙早点（上午10点左右）：鸡蛋羹，用鸡蛋1个。

⊙午餐：米饭，用大米150克；肉末雪里蕻，用瘦猪肉70克、雪里蕻100克；素炒油菜薹，用油菜薹150克；鱼汤，用鲫鱼50克、香菜10克。

⊙午点（下午3点左右）：牛奶250毫升，加白糖10克。

⊙晚餐：米饭，用大米150克；炒鳝鱼丝，用黄鳝100克、柿子椒50克；素炒西兰花，用西兰花150克；紫菜汤，用紫菜10克、虾皮10克。

⊙晚点：橘子100克。

 加餐多样化

在孕晚期，孕妇需要更多的营养，以往一日三餐的饮食习惯不能够源源不断地提供营养，加餐是补充营养的好方法。加餐要注意食物的多样化和营养的均衡。一般来说，在早餐和午餐之间或者下午三四点钟时，吃25克左右芝麻糊，能够为孕妈妈提供能量。

孕妈妈还可以将煮鸡蛋、牛肉干、鱼片干、豆腐干、全麦饼干、青稞粉、藕粉都增添到加餐的食谱当中。每顿加餐时，尽量将蛋白类的食物，包括蛋、肉等控制在25克以内，淀粉类的食物也应控制在25克左右，同一类的食物不要重复食用，变着花样地吃最好。每天都换换样儿，既补充营养又不会吃腻。

如果孕妈妈想吃甜食，那么水果应该是首选，但是每日吃水果的数量不应该超过500克，否则会摄入过多的糖分，进一步加重机体糖代谢负担。

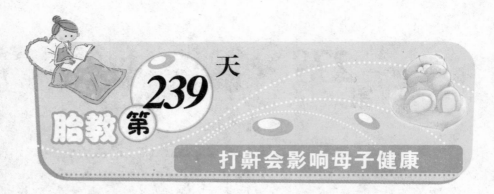

胎教第239天

打鼾会影响母子健康

也许有的孕妈妈不知道，打鼾也会影响胎宝宝的发育。打鼾其原因较为复杂，而孕妈妈打鼾还影响胎宝宝，更应引起重视。下面就介绍一下打鼾的危害。

 孕妈妈过重，胎宝宝过小

孕妈妈打鼾容易使胎宝宝比正常的胎宝宝体重低，体重过重的孕妈妈在这方面的危险尤其大。专家认为有打鼾习惯的女性在怀孕前会增加体重，在怀孕期间也会增加体重。

 影响胎宝宝的供氧量

孕9月，孕妈妈打鼾的时候，可能会感到呼吸困难，甚至频繁地出现呼吸暂停。孕妈妈一旦出现呼吸问题，吸入体内的氧气不足，供给胎宝宝的氧气也会随之减少，严重时会导致胎宝宝缺氧。

 影响母子的健康程度

伴随着呼吸困难同时出现的，往往是体内产生的二氧化碳不能及时排出体外。这些滞留在孕妈妈体内的二氧化碳能条件反射性地引起儿茶酚胺分泌过多，导致心、脑、肺等全身血管急剧收缩，时间一长，就会影响母子的健康程度。

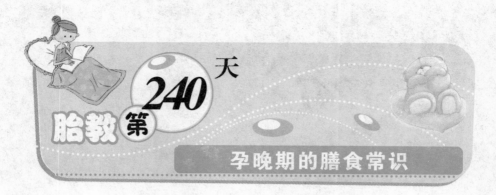

胎教第 **240** 天

孕晚期的膳食常识

到了孕9月，有些孕妈妈已经发现自己的体重增长过快，于是就拒绝吃荤菜。实际上，这种控制体重的方法并不科学，对胎宝宝的生长发育也是不利的。

 吃荤菜有助于维生素的摄入

荤菜中油脂含量丰富，可以增加依赖它才能有效摄取的维生素 A、维生素 D、维生素 E、维生素 K 等，对维持孕妈妈体内的营养平衡大有好处。如果孕妈妈只吃素食，将影响人体对脂溶性维生素的吸收，造成人体维生素的缺乏，对健康十分不利。

 食用荤菜可以补充牛磺酸

如果孕妈妈牛磺酸的摄入量过低，也会严重影响胎宝宝的视力发育。荤食中大多含有一定量的牛磺酸，再加上人体自身也能合成少量的牛磺酸，因此正常饮食的人不会缺乏牛磺酸的。但对于那些只吃素食不吃肉食的孕妈妈来说，由于需要牛磺酸的量比常人多，人体本身合成牛磺酸的能力又有限，加上全吃素食，极有可能缺乏牛磺酸。这就要求孕妈妈适量吃些荤食，以补充机体对牛磺酸的需求量。当然，我们提倡孕妈妈多吃素食，但是要注意荤素搭配，这样对胎宝宝的健康发育才能起到促进作用。

专家告诫那些只吃素食的孕妈妈，为了自身健康以及胎宝宝的正常发育，应适当食用些鲜鱼、鲜肉、鲜蛋、小虾、牛奶等含牛磺酸的荤食。

胎教第 **241** 天

调节情绪，做好分娩的心理准备

情绪胎教

孕 35 周，距离预产期越来越近，孕妈妈一方面会为宝宝即将出生感到兴奋和愉快，另一方面又对分娩怀有紧张的心理。面对这一现实，怎样让孕妈妈始终保持一种平和、欢乐的心态，直接关系到胎宝宝的健康成长。从胎教的角度讲，一定要倍加关注产前的心理准备。

分娩前的心理准备远远胜过了学习各种知识及练习，许多准父母没有意识到他们面对的问题，因此，一旦面对这些问题时就很无助。但是在医生的指导下，做过妊娠和分娩相关的心理准备后，孕妈妈的情绪就会好得多。

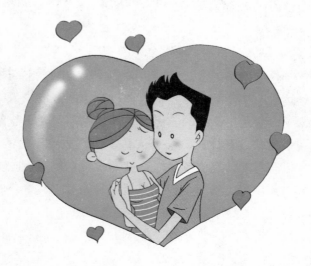

胎教第 **242** 天

掌握食物烹调营养科学，合理膳食

孕晚期，胎宝宝体内营养素贮存速度加快，这要求孕妈妈饮食更加科学化，让胎宝宝通过每日三餐摄取更多的营养。

 蒸制的食物更健康

研究结果表明，人常吃蒸菜有利于健康。通常，食物在制作加热的过程中，需要热的介质来传导热量。如果热介质的传导效果不好，就会造成受热不均匀，轻则导致营养流失，重则改变食物结构，产生大量的有毒有害物质。

另外，为了达到均匀受热的目的，烹饪的过程中还会放入大量的油脂来优化传热过程，给身体带来大量的热量负担，严重危害健康。而煮的食品往往造成水溶性营养物质的大量流失，长时间食用后会造成严重的累积性伤害。

 蒸制食物保留的营养成分多

蒸制的食物，尽可能多地保留了食物本身的营养，并且制作的过程中，温度相对较低（保持在100℃左右），避免了油炸等高温造成的成分变化。而且，在蒸制食物时，如果食物原料中富含油脂（如肉类等），还会随着蒸汽的温润而会逐渐把过剩的油脂释放出来，降低油腻度。

专家认为，大米、面粉、玉米面用蒸的方法，其营养成分可保存95%以上。如用油炸的方法，其维生素 B_2 和烟酸就会损失约50%，维生素 B_1 则几乎损失殆尽。鸡蛋是人们常吃的营养比较丰富的食物，由于烹调方法不同，其营养的保存和消化率也不同。煮蛋的营养和消化率为100%，蒸蛋的营养和消化率为98.5%。而煎蛋，它的消化率为81%，所以，吃鸡蛋以蒸、煮为最好，既有营养又易消化。再以花生为例，花生煮着吃才能有效地保存其营养成分，如果是炸着吃，虽然味道香脆，但营养成分将损失近半。

 音乐胎教

《小夜曲》又名《如歌的行板》节选自海顿所作《F大调第十七弦乐四重奏》的第2乐章，作于1771年。海顿在一生中共写有80余首弦乐四重奏，大多是欢乐、热情的抒发。

这首《小夜曲》色彩明朗，节奏轻快，旋律娓娓动听，具有一种典雅质朴的情调，表现了无忧无虑的意境。这首乐曲极富有抒情性，能使孕妈妈镇静、舒心，听后能怡情养性。

乐曲开始时，先由第一小提琴带上弱音器奏出柔美、亲切的第一主题，充满欢快的情绪。其他三个声部由第二小提琴、中提琴、大提琴用拨弦模仿吉他的音响为之伴奏。这一主题略加装饰反复了一次。在短小的连接部之后，出现一个由装饰音和附点音符构成的第二主题，

它在调性、音区、旋律等方面与第一主题形成对比。展开部只有8小节，它的旋律进行时出现大跳音程，显得活泼而富于生气。在再现部中，第一主题出现后立即进入连接部，它由第一主题结尾的音调加以变奏、演进而成，继而完整再现了第二主题。最后，乐曲在欢快的气氛中结束。

 光照胎教

定时光照是指当胎宝宝醒着时，孕妈妈用手电筒的微光，一闪一灭地照射孕妈妈腹部，以训练胎宝宝昼夜节律，即夜间睡眠，白天觉醒，从而促进胎宝宝视觉功能的健康发育。

定时光照胎教，每日可进行3次，每次都要告诉胎宝宝，现在是什么时间，如早晨或中午。也可以在晒太阳的时候，摸着自己的腹部，告诉胎宝宝现在是什么时间。

胎教第244天

全面开发胎宝宝的思维能力

TAIJIAO MEI RI YI YE

游戏胎教

今天，孕妈妈可以教胎宝宝来堆积木。堆积木是儿童最喜欢的游戏之一，可以用来提高学龄前儿童的手脑互动能力。现在选堆积木为胎教课程，一样可以起到刺激胎宝宝大脑良性发育的作用。

孕妈妈要选择颜色鲜艳、形状简单的积木作为道具，试着把积木排成长长的一列，然后再打乱，重新再排，并在脑海里把所看的信息形象化，再传递给胎宝宝。也可以往高处堆，但要避免积木落地的声音，因为这种突如其来的声音，会惊吓到肚子里的胎宝宝，从而影响到胎教效果。

行为胎教

不仅大人会做梦，在孕妈妈肚子里的胎宝宝也会做梦。在孕9月时，有科学家对胎宝宝进行脑电波测试，结果发现胎宝宝的大脑电波会发生交叉并引起做梦。尽管目前科学家不能了解胎宝宝到底梦到了什么，却证明了胎宝宝会做梦这一事实。

胎宝宝做噩梦的原因和大人差不多，有可能在白天被巨大的响声吓到了，也有可能是被孕妈妈波动的情绪影响的。那么孕妈妈怎样做才能帮助胎宝宝摆脱噩梦的困扰呢？

☞**远离过激的言行**

胎宝宝经历的所有事情，都是孕妈妈做过的、接触过的。为了能让日益成熟的胎宝宝感受到外界的平和，孕妈妈首先不能出现过激的言行。一旦出现就会立刻通过生理途径被胎宝宝感知，成为胎宝宝噩梦的根源之一。

☞**在休息之前想象美好的事物**

如果孕妈妈情绪波动幅度很大，那么，为了弥补错误的行为，睡眠或小憩之前，孕妈妈就要想象美好的人、物或景色，通过意念把美好传递给胎宝宝。这样，胎宝宝在休息的时候就能减少做噩梦的概率。

胎教第 **245** 天

警惕餐具中的健康隐患

 陶瓷餐具需挑选

陶瓷餐具从品种上分，通常可以分为釉上彩、釉中彩、釉下彩、色釉瓷及一些未加彩的白瓷等。在这些品种中，唯有釉上彩陶瓷所用颜料含铅、镉过多，且铅、镉含量在烧制过程中很容易受到温度和通风条件的影响，稍有不慎就会引起其溶出量超标。

孕妈妈如果长期使用釉上彩的陶瓷餐具，铅含量过高很可能会造成孕妈妈中毒，而镉含量过高会对孕妈妈的肾造成极大损害，甚至会积蓄在骨骼中，导致人体免疫力下降、关节变形等。

 不锈钢餐具应慎用

一般情况下，正规的不锈钢餐具上都会标出铬含量和镍含量，且分别为前、后显示。如果其含量显示值为"13～0""18～0""18～8"等，即为符合国家规定的产品，否则即为假冒伪劣产品，孕妈妈选购时要格外小心。

另外，不锈钢餐具中的铬、镍等金属元素，容易受强酸和强碱的刺激而发生分解，因此该餐具不适宜长时间盛放强酸和强碱性食物，更不可用于煎熬中药，以免引起食物中毒。

 彩色餐具易致毒

彩色餐具多采用喷颜料或涂漆，而彩釉的主要原料——颜料和油漆都含有大量的铅和铬，很可能被食物分解，引起中毒。

因为胎宝宝和母体相连，有毒物质很可能会进入胎宝宝体内，极大地影响胎宝宝的智力发育。因此，孕妈妈一定不要被色彩鲜艳的餐具所迷惑。

胎教第 **246** 天

消除孕妈妈的紧张情绪

放松妻子的身体

妻子在面临假宫缩时，腹部肌肉紧张是很正常的，此时，身体其他部位要尽量放松，这就需要丈夫来帮忙了。

大部分孕妈妈这时还不需要住院，家里的环境可以让她感觉更舒适。当她或坐或躺时，她的身体需要一些支撑，比如枕头、靠背。丈夫要确保妻子的肘、腿、下腰、脖子都有地方支撑，并检查她身体各部分是否完全放松。妻子可能无法顾及到这些，甚至懒得说话，所以丈夫要主动帮忙。到了医院，丈夫也要随时关心妻子是否躺（坐）得舒服。如果妻子因疼痛而感觉很紧张，丈夫可在一旁带她深呼吸，提示她一些保持轻松的要点。丈夫还可以为妻子按摩，以缓解她临产时的紧张与不适反应。

转移妻子的注意力

丈夫可以陪妻子一起准备分娩的用品和婴儿的衣服，想着即将出生的宝宝，一件一件认真地挑选分娩用品和婴儿的衣服，可以帮助妻子从对分娩的焦虑和恐惧中暂时解脱出来。同时，还可以晚上为腹部变大行动吃力的妻子揉捏腿部，按摩腰与肩膀，这会让妻子感到异常舒服。当妻子对分娩表现出焦虑和恐惧时，丈夫要鼓励妻子，让妻子产生信心。另外，一起聊聊关于宝宝出生以后的安排，这些都可以转移妻子的注意力。

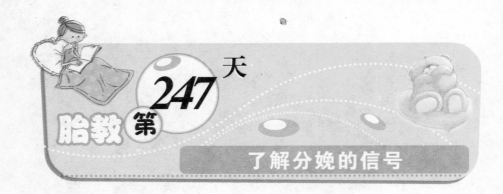

胎教 第 **247** 天

了解分娩的信号

出现恶露

阵痛前的少量出血被称为恶露，这是由子宫剧烈收缩而使子宫口黏液卵膜脱落引起的，这说明子宫为分娩开始张开。恶露和平时的出血不同，表现为黏状出血，易于区分。不过因人而异，有出现恶露后很长时间才开始阵痛的产妇，也有不出现恶露的产妇，出现恶露时要及时就医，并检查有无分娩先兆。

开始阵痛

大部分孕妇都知道子宫收缩意味着即将分娩，阵痛开始表现为轻微的痛经和腰痛。最初会感觉腹部紧绷，大腿内侧收缩。阵痛渐渐开始有规律地反复且疼痛感加强，初次生育的产妇如果阵痛间隔时间为10分钟时，就需做住院准备了。

羊水破裂

原来包裹胎儿的羊膜脱落，从宫腔中流出大量温暖液体称为破水。

一般阵痛开始，子宫口张开后，羊水开始破裂，不过也有预产期前没有症状突然开始破水的时候。破水量少时内衣会浸湿，也有大量涌出的情况。破水后，需要换上干净的护垫并立即去医院。

有关分娩的数字

现在大部分产妇都是初次分娩，对分娩时间没有经验。下面这些数字能给大家一些帮助，不过分娩时间的长短和初产孕妇的年龄、胎位、精神因素等息息相关，不能一概而论。

⊙足月分娩：在孕37～42周内分娩为足月分娩。

⊙过期妊娠：超过预产期14天。

⊙临产的标志：每隔5～6分钟子宫收缩1次，每次持续30秒钟以上。

⊙产程（分娩全过程）时间：初产妇为12～16小时，经产妇为6～8小时。

剖宫产从手术前6～7小时起不能进食和饮水。

胎教 第 **248** 天

做有助分娩的运动

骨盆的运动和练习

☞**锻炼骨盆底肌肉的方法**

仰卧位，头部垫高，双手平放在身体两侧，双膝弯曲，脚底平放于床面，像要控制排尿一样，用力收紧骨盆底肌肉，停顿片刻，再重复收紧。每次做10遍，每天至少3～5次。

☞**骨盆倾斜练习的方法**

手臂伸直，双手掌、双膝支撑，将身体架空趴在床上，保持背部平直。然后背部弓起，使骨盆向前倾斜，同时收紧腹部和臀部肌肉，吸气；此姿势保持数秒钟，然后呼气，放松，恢复原姿势。重复数遍。注意练习时保持两肩不动。

盘腿坐练习

☞**增强大腿肌肉的坐姿**

盘腿坐下，保持背部挺直，脚掌相对并使之尽量靠近身体，双手抓住同侧脚踝，双肘分别向外稍用力压迫大腿的内侧，使其伸展。这种姿势每次保持20秒钟，重复数次。

如果觉得把双脚靠近身体很困难，你可以刚开始时离得稍微远一些，然后慢慢靠近。进行这种练习时，背部一定要保持挺直。

☞**加坐垫的坐姿**

如果感到盘腿有困难，可以在大腿两侧各放一个垫子，或者背靠墙而坐，但要尽量保持背部挺直。

下蹲练习

☞**无支撑的蹲姿**

保持背部挺直，两膝向外分开并且下蹲，两脚掌稍外展，保持两脚跟接触地面，两手扶大腿，并且用双肘向外稍用力压迫大腿的内侧，借以舒展大腿的肌肉。

☞**扶椅子下蹲姿势**

如果开始时感到无支撑下蹲有些困难，可以先扶着椅子练习。两脚稍分开，面对一把椅子站好，保持背部挺直，两膝向外分开并且蹲下，用手扶着椅子。如果感到两脚掌完全放平有困难，可在脚跟下面垫一些比较柔软的物品。起来时动作要慢。

胎教第**249**天

为分娩贮备足够的能量

 临产前的营养要求

孕妇应多吃新鲜的瓜果蔬菜，可提供孕妇对维生素 A、维生素 C 以及钙和铁的需求。另外，孕妇要多吃粗粮，少吃精制的米、面，因为玉米、小米等粗粮含 B 族维生素和蛋白质比大米和面多；多吃谷类、花生等，这些食物中含有大量易于消化的蛋白质、B 族维生素和维生素 C、铁和钙质等；注意多补充微量元素，如锌、镁、碘、铜等，在动物类食品、豆类、谷类、蔬菜中含有铁、锌、铜等，海味食品中含碘量高。

如果在此期间营养不良，孕妈妈往往会出现贫血、水肿、高血压等并发症。若发生水肿、高血压，应吃些红豆粥、冬瓜汤、鲤鱼汤等少盐、利尿的食物；若血红蛋白低，可多吃些蛋黄、猪肝、红豆、油菜、菠菜等含铁量高的食物；如出现腰酸、小腹坠胀、宫缩频繁时，可服桂圆鸡蛋羹（以桂圆肉 15 克放入碗内，打鸡蛋 1 个，加凉水适量，蒸成蛋羹，食前加红糖少许，每日服 1~2 次）。

 吃些点心防恶心

有些孕妈妈，在妊娠晚期会再度发生食欲不振、妊娠呕吐的情况。如不及时纠正，就会造成胎儿营养障碍。因此被恶心、呕吐所困的孕妈妈最好能在正餐之间吃些小吃和点心，如牛奶、面包、饼干等，尤其是在睡前，不要空着肚子上床。

 早上一份麦片粥

为了让自己有一个充满活力的早晨，孕妈妈应该每天早上吃一份麦片粥。因为麦片不仅可以让你保持一上午都精力充沛，而且还能降低体内胆固醇的水平。不要选择那些口味香甜、精加工过的麦片，最好是天然的，没有任何糖类或其他添加成分在里面。可以按照自己的口味和喜好在煮好的麦片粥里加一些果仁、葡萄干或者蜂蜜。

胎教第 **250** 天

孕9月孕妈妈的营养饮食

有益孕妈妈的食物

多吃含有丰富胶原蛋白的食品，如猪蹄等，有助于增加皮肤的弹性。

多吃核桃、芝麻和花生等含不饱和脂肪酸丰富的食物以及鸡肉、鱼肉等易于消化吸收且含丰富蛋白质的食物。

多选用芹菜和莴苣等含有丰富的维生素和矿物质的食物。

多喝牛奶豆浆

在孕晚期，假如孕妇缺钙的话，可能引起腿部抽筋、肢体麻木等症状，因此孕妈妈在平时的膳食中可以适量喝些牛奶，对乳糖不耐受的人则可以选择喝酸奶、奶粉、奶酪等。另外，豆浆也是不错的选择。

选择水果菜肴

如果孕妈妈的孕晚期是在夏天，

就可以选择一些水果菜肴，比如蜂蜜水果粥、香蕉百合银耳汤、水果沙拉等。比如蜂蜜水果粥，将半个苹果、半个梨、少许的枸杞，放入粳米煮成的粥里，水滚后熄火，等温热的时候加入一匙蜂蜜。这样的粥含有丰富的膳食纤维，具有清心润肺、消食、养胃、润燥的作用。

对胎儿视力有益的水果

山桑子被称为眼睛的保护神。山桑子中的花青素能够强化眼睛里的毛细血管，促进视觉敏锐度，防止失明、青光明、白内障、视网膜出血及夜盲症的发生。除了山桑子之外，也可以多吃其他富含花青素的食物，尤其是红、紫、紫红、蓝色等颜色的蔬菜、水果或浆果，如红甜菜、红番茄、茄子、黑樱桃、巨峰葡萄、油桃等。最重要的是吃下深色的部分。而不应把深色的部分去掉。

TAIJIAO MEI RI YI YE

胎教第251天

做做产前运动

 缓解腰酸背痛的运动

平躺，膝盖弯曲，两脚底平贴地板，同时下腹肌肉收缩，使臀部稍微抬离地板，然后再放下，做运动时同时配合呼吸控制，先自鼻孔吸入一口气，然后自口中慢慢呼气，呼气时将背部压向地面至收缩腹部，放松背部及腹部时再吸气，呼气后会觉得背部比以前平坦。

 腿部运动

平躺，两手置身体两侧，深吸一口气再用力呼出。慢慢抬起右腿，脚尖向前伸直，同时慢慢自鼻孔吸入一口气，注意两膝要伸直。然后脚掌向上屈曲，右腿慢慢放回地上，同时自口中呼出一口气。接着左腿以同样动作做一次。注意，吸气和呼气要与腿的抬高与放下相配合进行，当抬腿时两脚尖尽量向前伸直，

腿放下时脚掌向上屈曲，膝盖要保持挺直，每只脚各做 5 次。

还有一种方法是：保持自然站立，将一条腿用力提至 45 度，脚腕稍微向上翻，然后换另一条腿重复该动作。

 放松运动

现在大部分孕妈妈都是初产妈妈，没有任何分娩经验，在分娩时孕妈妈将遇到一些问题，如分娩时肌肉会无故紧张，那么，怎么消除这种紧张呢？孕妈妈可以提前学会一些放松方法。

孕妈妈双脚抬高放到椅子上，仰卧，可以减轻小腿和脚踝的肌肉紧张。

孕妈妈头枕着一个枕头，侧卧，上侧的手臂和腿弯曲，腿下放一个枕头垫着，下侧的腿伸直，双眼闭合，把精力集中在自己的呼吸上，这样也可以缓解肌肉紧张。

胎教第**252**天

分娩前的饮食常识

多吃能量较高的食品

进入孕期最后阶段后，孕妈妈的胃部不适感会有所减轻，食欲随之增加，因而各种营养的摄取应该不成问题。但这时候孕妈妈往往由于心理紧张而忽略饮食，因此要学会调节心绪，减轻心理压力，正常地摄取营养。这个时候应该限制脂肪和碳水化合物等热量的摄入，以免胎宝宝过大，影响顺利分娩。为了储备分娩时消耗的能量，孕妈妈应该多吃富含蛋白质等能量较高的食品。由于胎宝宝的生长发育已经基本成熟，如果孕妈妈还在服用钙剂和鱼肝油的话，应该停止服用，以免加重代谢负担。

补充各种营养素

这时孕妈妈宜采取少食多餐制，每日可增至5餐以上。这时不仅需要增加热量的供给，更应注意优质蛋白质、铁、钙和维生素等营养素的补充。越是临产，就越应多吃些含铁质的食物，如紫菜、芹菜、海带、黑木耳等。

灵活进食应对宫缩

分娩前，由于阵阵发作的宫缩痛，常会影响产妇的胃口，所以要学会宫缩间歇期进食的"灵活战术"。饮食以富含糖分、蛋白质、维生素并且易消化为好。可根据自己的爱好，选择蛋糕、面汤、稀饭、肉粥、藕粉、点心、牛奶、果汁、苹果、西瓜等多样食品。每天进食4～5次，少食多餐。

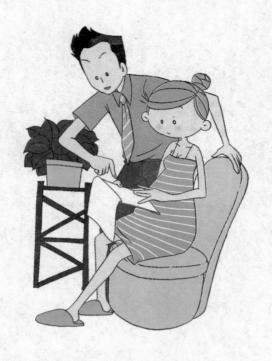

第10个月
满怀信心迎接你的宝宝降生

胎教第 **253** 天

做好即将分娩的准备

临近分娩的时候，孕妈妈会有一些特别的感觉，这些情况都预示着宝宝已经为出生做好了准备。

 ## 子宫规律性收缩及阵痛

在临产时，子宫会开始收缩。如果宫缩有规律并且逐步增强，就被称为阵痛。如果孕妈妈感觉到了宫缩，千万不要慌张。要先拿出表监测一下宫缩的间隔时间，如果间隔时间不规律或者形成规律但间隔较长，说明离分娩还有一段时间。

如果阵痛达到至少 10 分钟一次，就要赶快通知家人准备入院待产。

 ## 有少量羊水流出

在分娩的时候，胎宝宝的头部会下降，可能会把胎膜顶破导致羊水大量流出。但是因为胎宝宝的头部已经进入骨盆腔，阻碍了羊水的涌出，所以孕妈妈看见的羊水是一滴滴地流出来的。一般在羊水流出后 24 小时内孕妈妈就会临产，孕妈妈如果在家里发现羊水破了，可以先用卫生巾或干净的毛巾垫到阴部，然后稍平卧休息一下，并且马上去医院，以防胎膜破裂后发生感染。

 ## 伴随少量出血

少量出血一般出现在分娩前 24～48 小时内。因为宫颈内口的扩张使附近的胎膜与该处的子宫壁分离，毛细血管破裂导致流血。这些血液会与宫颈管内的黏液相混从子宫排出。

胎教第**254**天

寻找能够帮助你的人

TAIJIAO MEI RI YI YE

"导乐"一词来源于西方，西方医学界习惯把有生育经历和接生经验的女性称为"导乐"。她们乐意照顾产妈妈，并在整个产程中给产妈妈以持续的心理、生理及感情上的支持，以此帮助产妈妈顺利渡过生产难关。

"导乐"的作用

在临产时，为产妈妈配备一位"导乐"，能为产妈妈和医生提供非常大的帮助。她能给产妈妈热情的支持，及时发现问题予以纠正，还能解释产程中出现的问题及每一阶段的进展，鼓励产妈妈努力生产。"导乐"的具体作用如下。

☞缩短产程时间

"导乐"可以有条不紊地指导产妈妈，很大程度上消除了产妈妈的孤独感和恐惧感，能将产程缩短25%。

☞降低剖宫产的概率

剖宫产率可有所下降，经阴道分娩的难产率也会明显降低。

☞减少失血量

由于"导乐"的陪伴，产程缩短，产后出血量也明显减少。同时还增加了母乳喂养的概率。

☞降低产钳使用率

产钳助产率也有所降低，并且降低了新生儿损伤率和窒息率。

"导乐"的工作内容

向产妈妈传授分娩经验；随时提供分娩指导；给予产妈妈精神支持；随时提供生活上的帮助；成为产妈妈与家属沟通的桥梁；进行产后宣教指导。

胎教第 **255** 天

冷静地面对难产

在产力不足、产道狭窄、胎位异常、胎儿巨大等因素的影响下，胎宝宝不能经产道顺利分娩就是难产。在分娩的过程中，一旦出现难产，就意味着产妇和胎宝宝命悬一线，是很危险的情况。所以，有必要提前了解造成难产的因素以及应对难产的方法，最大限度地保证产妇和胎宝宝的生命安全。

 造成难产的因素

☞严重的全身性疾病

如果产妇患有心脏病、糖尿病、贫血、肾炎、重度妊娠中毒症等疾病，很容易出现难产。

☞身高过低

如果产妇的身高＜1.4米，骨盆各经线短小，造成骨盆比普通产妇小许多，易出现难产。

☞高龄产妇

一般情况下，高龄产妇虽然骨盆正常，但是身体素质降低，骨关节伸缩性小，也容易出现难产。

☞生殖器官的异常

如果产妇有会阴瘢痕、息肉、肿瘤、双子宫，双角子宫畸形或子宫肌瘤等，也会造成难产。

☞产力不足

因为产妇在分娩过程中精神过于紧张，使大脑皮层过度兴奋，从而影响了子宫的正常收缩，降低了产力，导致难产。

☞不配合医护人员

如果产妇不配合医护人员，也会使产妇的产力不足而造成难产。

☞胎儿出现异常

胎儿巨大、畸形，或胎位异常，也是造成难产的主要因素。

 应对难产的方法

针对造成难产的因素，有关专家总结出了以下3个方法应对难产，希望对正在待产的孕妈妈有所帮助。

☞保持积极乐观的心态

消除紧张的情绪，在医生指导下找出应对难产的办法。

☞按时去医院接受产检

发现问题及早解决。如果发现胎儿巨大或者其他不可逆转的问题，就需要以剖宫产娩出胎儿。

☞通过引导分娩

产妇就要积极配合医护人员，如果医护人员建议在临产开始时要吃好、休息好，产妇就要照着做，以积蓄产力。

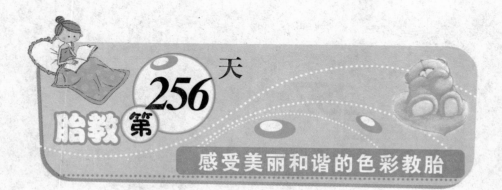

胎教 第 **256** 天

感受美丽和谐的色彩教胎

 教胎宝宝识别颜色

　　孕妈妈经过前一段时间的胎教，已经教给胎宝宝不少知识了，到最后这个月可以教胎宝宝认识颜色，这对激发胎宝宝的认知能力及思维能力都有帮助。孕妈妈可以拿起一个颜色鲜艳的物体或卡片，如红色球，不断地对胎宝宝说："这是红色球。"然后再拿出另一个红色物体，如一块红色积木，告诉他："这也是红色的。"然后把上次拿的小红球和红色积木放在一起，告诉胎宝宝："这些都是红色的。"一次学习只提到一种颜色即可，尽量不要提到其他颜色，因为胎宝宝一次不能记住太多颜色。学习时间最好固定，要在胎宝宝醒着的时候进行才好。

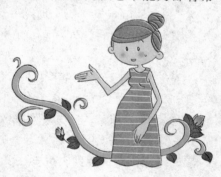

 色彩让人心情愉快

　　根据心理学家对颜色与人的心理健康的研究表明，在一般情况下，红色能使人情绪热烈、饱满，激发爱的情感。黄色使人兴高采烈，充满喜悦之情；绿使人的心里有安定、恬静、温和之感；蓝色给人以安静、凉爽、舒适之感，使人心胸开朗。总之各种颜色都会给人的情绪带来一定的影响。因此，孕妈妈可以看一些色彩明快的手绘图书、杂志，或者到离家比较近的公园看一看蓝天白云、绿叶红花，让轻快的色彩给您一个愉快的心情。

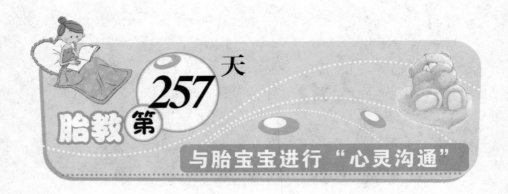

胎教第 **257** 天

与胎宝宝进行"心灵沟通"

 孕妈妈的"白日梦"

胎教专家们建议孕妈妈在胎儿的性格培养上，不妨经常做做"白日梦"。在清醒状态下所出现的一系列带有幻想情节的心理活动，在心理学上叫做遐想。

有关专家们认为，白日梦与夜间梦一样，是在生活中得到的一部分信息绕开了知觉，成为梦的原始资料，这些无意识的资料，像一幅一幅的电影画面那样剪辑拼凑成梦。

研究者们发现，"白日梦"的情节大多数是愉快的结局，一般没有挫折和烦恼。

从心理学观点来说，做白日梦是一种相当有效的心理松弛方法，孕妈妈愉快了，胎儿自然会愉快。孕妈妈不妨经常想想自己未来的宝宝长得是多么可爱，身体多么结实，头脑多么聪明，或者幻想一下以后一家三口的欢乐生活。

 和宝宝一起玩记忆游戏

现在孕妈妈可以准备和熟悉将来要与宝宝一起玩耍的游戏。可以找一本有图画的书随机地翻阅，记住几张你喜欢的图画，然后再随机地翻阅，看看能不能再找到它们。玩过几次，肚中的胎宝宝似乎也能领略到这个游戏的趣味性，等他们出生后，妈妈就可以拿来做实验。尤其是学步期的幼儿对图画书中的图画特别感兴趣，他们常常把注意力集中在每本书里的一两张图画上。对他们来说，看书就像"躲猫猫"游戏一样，孩子会静静地翻着书，直到发现了一张自己喜欢的图画，然后合起来再继续翻阅。把这种游戏前移，在胎教中实施，可以提高宝宝的记忆水平，甚至有些宝宝会记得出生前的事情。

胎教第 **258** 天

准爸爸开始扮演多重角色

坚持做好美食大厨

准爸爸现在应该坚持继续做个好厨师，要以孕妈妈喜欢的口味为原则调节菜单。除了要保证孕妈妈饮食的营养和安全外，还要考虑到孕妈妈的口味偏好，毕竟只有做到妻子喜欢才是丈夫大厨的最高境界。所以，除了辛辣、酸度过高等高刺激性或是生冷的口味外，孕妈妈基本都可以尝试。准爸爸应从各个方面研究妻子怀孕后对营养的需求，跑市场、做采购、下厨房，全心全意为妻子服务，对自己手艺不自信的准爸爸，可以向身边有经验的朋友多请教多学习。

每天一次三人互动

在孕晚期，虽然准爸爸很忙碌，但也要坚持每天进行一次三人互动。准爸爸抚摩孕妈妈的腹部，对情绪容易陷于不稳定状态的孕妈妈来说，是一件令人感到舒畅的事情。并且这种良好情绪的信息还会进一步传递给腹中的宝宝，让宝宝分享父亲的爱。

考虑是否陪产

据相关调查显示，约97%的产妇希望丈夫在她们昏天黑地分娩的时候能够握住自己的手，给自己精神上最大的支持。丈夫能够与妻子一起分担生产过程中的辛苦，一起聆听宝宝的第一声啼哭，一起共享宝宝降临人世时的无尽喜悦，是多么幸福的一件事啊！现在许多医院都允许准爸爸陪护孕妈妈分娩。这是很人性化的，可是要不要陪产，则要看准爸爸与孕妈妈如何沟通。

因为有些男性，在经历过小孩子从阴道分娩出来的场面以后，就再也不敢和妻子行房了。甚至还有些人，因此患上性无能。所以，准爸爸要不要进产房陪孕妈妈，还有待探讨。

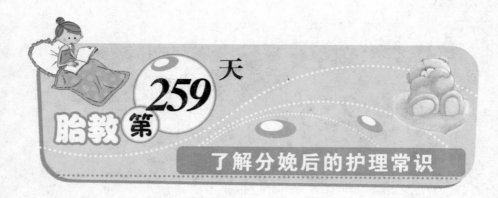

胎教第 **259** 天

了解分娩后的护理常识

 分娩当天

☞身体状况

子宫在脐下 2 ~ 3 横指处，有产后阵痛。

☞生活常识

保持安静，卧床进食，卧床排便。由护士帮助处理恶露以及消毒。

☞注意要点

分娩之后产妇往往会感到身心疲惫，因此应充分休息，注重饮食调养。分娩后要尽快排尿，并在家人的帮助下将恶露处理干净。分娩当天，子宫收缩会引起产后阵痛，会阴部缝合处也会非常疼痛。但即使是躺在床上也要进行简单运动，以加快身体恢复速度。

 产后第一天

☞身体状况

体温在 37℃ 左右，子宫高度平脐。恶露呈血性黏液状，量多。

☞生活常识

躺着进行哺乳，可开始做轻微产褥操，自己处理恶露。

 产后第二天

☞身体状况

开始分泌乳汁（初乳），排除大量血性恶露。

☞注意要点

产后第二天产妇仍能感觉到阵痛，但与分娩当天相比，身体有所恢复。从产后第二天开始，产妇能够起身下床自己处理恶露了。这期间应当每隔 2 个小时左右清理一次恶露。从一周后开始每天清理 1 ~ 2 次即可。分娩后产妇的乳房逐渐发硬引起疼痛，产后第二天，产妇会分泌初乳，可以给婴儿哺乳。

☞生活常识

给婴儿喂初乳，学习换尿布。可以在医院内走动，以不疲劳为度。可洗淋浴，但不能洗外阴部。

☞注意要点

会阴缝合的产妇不要洗淋浴，2 ~ 3 天没通大便的产妇要进行灌肠通便，处理恶露要卫生清洁。

胎教第 **260** 天

缓解阵痛的方法

借助身边的东西

☞用球压迫肛门

孕妈妈可以将网球放在肛门下坐着，出现疼痛时就加重力量，压迫肛门。

☞利用桌子

孕妈妈站在比较稳固的桌子前，稍微分开两脚，把两手放在上面。疼痛时，就左右旋转腰部，或轻轻弯腰。

☞利用椅子

孕妈妈以俯卧的方式趴在椅子上，最好在地板上铺上垫子，这样身体的负担就不会加在膝盖上了。

采取合适的姿势

☞坐姿

孕妈妈盘腿坐下，把手放在腹部两侧，一边深呼吸一边上下抚摩。孕妈妈还可以把手放在大腿的内侧，疼痛时就向上提起。

☞站姿

孕妈妈应两脚分开与肩同宽，两手抵在墙壁上，伸直手臂，疼痛时一边吸气呼气一边推墙壁。孕妈妈还可以采用趴在墙壁上的姿势，这样对腹部不会加大压力。

☞卧姿

孕妈妈采取侧卧体位比较轻松，侧卧时，轻轻弯曲上面的腿，两腿之间最好夹着坐垫或枕头。孕妈妈也可以采取把上半身趴在被子上的姿势来放松自己。

阵痛来临时的呼吸法

当阵痛开始并逐渐加强时，不但会给孕妈妈带来痛苦，还会给整个家庭带来混乱。这里介绍的一些减轻阵痛的呼吸法，不仅能够缓解孕妈妈的痛苦，还能使孕妈妈保持冷静。

刚开始阵痛时，孕妈妈要放松全身的力量，进行深呼吸，一般都可以减轻疼痛，注意不要把注意力都集中在疼痛上。

☞用鼻子吸气

阵痛来临时，孕妈妈应该睁开眼睛，用鼻子深深吸气，反复做几次深呼吸，就能够忍耐疼痛。

☞用口吐气

孕妈妈要像是吹放在前面的蜡烛一样，嘟起嘴巴，慢慢地把气吐出去。

胎教第 **261** 天

准备喂奶用具

吸奶器

吸奶器是用于挤出积聚在乳腺里的母乳的工具。一般是适用于婴儿无法直接吮吸母乳的时候，或是母亲的乳头发生问题，还有像尽管在坚持工作，但仍然希望母乳喂养的情况。吸奶器有电动型、手动型。另外，母乳可能从两侧的乳房同时流出，所以还备有两侧乳房同时使用以及单侧分别使用两种类型。实际使用时，只要挑选适合自身情况的产品就可以了。

奶瓶

即使你打算用母乳直接喂给宝宝，也至少要准备 3 个奶瓶，以便用于给宝宝喂水和果汁。如果你事先就不打算用母乳喂养，那就至少要买几个奶瓶，因为一开始的时候，你通常需要将奶配置好。买塑料奶瓶比较实用，宝宝和大人把它掉到地上的时候不会打碎。除此之外，还需要准备一个奶瓶刷，用于彻底清洁奶瓶及奶嘴内部，并保持专用与清洁。

奶嘴

如果给宝宝用奶瓶喂奶，需要准备几个奶嘴，即使是母乳直接喂养，也需要准备五六个奶嘴。不仅如此，而且还应该多准备几个，以防给奶嘴扎眼的时候出现报废的。奶嘴材质一般分为天然乳胶、硅胶、乳胶硅胶合成三种，应选购符合国家安全检验合格者。以触感柔软、弹性佳为宜。硅制奶嘴比较贵，但是不容易被奶油和热水腐蚀。

围兜

圆形小围兜很有用，能防止宝宝的口水流到衣服上。幼儿或者大一点儿的宝宝吃食物的时候，总是会撒得到处都是。要解决这个问题，可以给宝宝戴一个大围兜。使用毛巾围兜时，如果它上面有干净的边角，还可以拿它给宝宝擦嘴。

胎教第 **262** 天

巩固前期胎教很重要

 ### 孕晚期应坚持各种训练

孕晚期，孕妇常常动作笨拙、行动不便。许多孕妇因此而放弃孕晚期的胎教训练，这样不仅影响前期训练对胎儿的效果，而且影响孕妇的身体与生产准备。因此，孕妇在孕晚期最好不要轻易放弃自己的运动以及对胎儿的胎教训练。因为，适当的运动可以给胎儿躯体和前庭感觉系统自然的刺激，可以促进胎儿的运动平衡功能。为了巩固胎儿在孕早期、孕中期对各种刺激已形成的条件反射，孕晚期更应坚持各项胎教内容。

 ### 增加愉快氛围

帮助胎儿运动，给胎儿讲解画册，如动物形象、动物性格特点。丈夫应多陪妻子散步、做操、听音乐、看电视，但不要看刺激性太强、情节太激烈的，可以和朋友聚会、看书画展、玩轻松活泼的游戏等。

准爸爸、孕妈妈多与宝宝沟通，随时告诉宝宝一些身边的有趣的事情，并告诉宝宝："你快要出生了。你将降生在一个和谐、幸福的家庭，一个文明昌盛的时代。"

 ### 适当延长胎教时间

帮助妻子运动和胎儿一起欣赏音乐，较前几个月胎教时间可适当延长。胎教内容可适当增加，孕妇应少吃多餐，以多营养、高蛋白为主，限制动物脂肪和盐的过量摄入，多吃富含微量元素和维生素的食物，少饮水。

 ### 了解分娩知识

在各种胎教活动正常进行的同时，孕妇应适当了解一些分娩知识，消除害怕心理，保持愉快的心态。要养精蓄锐，避免劳累，早晚仰卧练习用力与松弛的方法，为顺利分娩做准备。

胎教第 **263** 天

放松心态做父母

 孕妈妈要调节好心理状态

妊娠和分娩是正常的生理现象，孕妈妈不必过于忧虑和紧张。宝宝诞生之后，虽然需要细心照料，但也是一种体验幸福的过程，夫妻可以分工合作，看着宝宝一天天长大。因此，孕妈妈一定要在心理上做好充分的准备，保持乐观的心情，这样做可减少疼痛，使产程进展顺利，愉快地迎接宝宝的降临。要坚定母乳喂养的信心，用自己的乳汁培育宝宝健康成长。

 准爸爸要积极迎接宝宝的到来

父亲是一家之主，在宝宝出生前的关键时刻，准爸爸要发挥好主心骨的作用。丈夫要多关心妻子，让妻子体会到比平时更多的爱和关怀，如在生活上更照顾妻子，协助妻子作好孕期监测，与妻子一起勾画未来家庭的蓝图，给未出世的宝宝起名字等。这样，妻子会对未来的生活充满憧憬，对腹内的胎儿也充满了爱意。更重要的是，由于妻子不再认为怀孕和分娩是一种负担，要十分珍惜这段充满温馨的岁月，对未出世的宝宝才能更加喜爱。丈夫也不要表现出对胎儿性别的偏好，否则会加重孕妇的心理负担。

 夫妻共同学习育儿知识

做父母并不是一件很复杂的事情，对于没有育儿经验的夫妻来说，可以在宝宝未出生之前，一起了解相关的育儿知识。丈夫可以为妻子买来各种育儿的书籍，夫妻二人共同探讨，一起交流，也可以请有经验的人介绍经验，比如说双方的母亲，就是很好的教材。总之，丈夫要与妻子一起学习有关的科学知识，了解抚养宝宝的一些常识，这样宝宝生下来之后就不会显得很盲目，同时也可以减少夫妻在宝宝降生之前的担忧和焦虑，保证良好的家庭气氛。

胎教第 **264** 天

掌握过期妊娠知识

TAIJIAO MEI RI YI YE

什么是过期妊娠

妊娠达到或超过 42 周（即超过预产期 2 周）称为过期妊娠，发生率为 8% ~ 10%。妊娠时间在 42 周以上的胎儿被称为过熟儿。此时由于胎盘不能提供胎儿成长所需的营养元素和氧气，胎儿有可能出现危险。因为妊娠过期，胎盘老化会出现退行性改变，使绒毛间隙血流量明显下降，形成梗死，进一步使血流量减少，供应胎宝宝的氧和营养物质减少，使胎宝宝不再继续生长。羊水量减少，严重时胎宝宝可因缺氧窒息而死亡，且羊水量过少对分娩不利。过期妊娠的胎宝宝在分娩时因胎宝宝过大，胎头过硬，可能造成难产。

如何确定过期妊娠

过期妊娠对孕妈妈和胎宝宝都不利，会增高胎宝宝的发病率和死亡率，容易产生胎宝宝窘迫症、产伤、巨大婴儿和羊水过少等危险。但是，由于妇女月经周期长短不一，对诊断妊娠是否过期造成一定困难，故妊娠 42 周以上者除了通过观察孕妈妈、胎宝宝、羊水的状况，还应考虑多种可能影响妊娠期判断的因素：

平时月经周期是否规则，此次妊娠前有无月经延迟。

是否服用过避孕药，服药期间或停药后可有短期闭经。

早孕反应及胎动出现的时间。

如妊娠早期做过妇科检查，可将早期妊娠时子宫大小与停经周数相对照，以作为判断的依据，而妊娠中晚期检查的子宫大小对诊断妊娠期限意义不大。

胎教第 **265** 天

为宝宝置办舒适的衣物

 衣物要确保安全性

婴幼儿的抵抗力较弱，但由于皮肤细嫩，成长较快，婴儿对有害物质的吸收能力却比成人要高，因此有害物质对宝宝的健康造成的危害更大。在为宝宝选择服装时，首先应考虑它的安全性。尽量选择颜色浅的内衣，在选择白色纯棉内衣时应注意真正天然的、不加荧光剂的白色，是柔和的白色或略微有点发黄。

另外，胸前涂有鲜艳的印花图案容易使甲醛含量超标，因此，绣花图案应比印花图案优先选择。同时也要注意饰物的安全性。在选择有装饰物的服装时，穿前必须要检查饰物的牢固程度。尽量选择饰物少，特别是金属饰物少的服装，否则容易存在重金属危害的隐患。

 尽量选择优质面料

宝宝服装应尽量选择全棉面料，穿着既柔软又吸汗，非常舒适。但在选择时要考虑缩水问题，号码不必过大，也不能过小，否则会影响宝宝的肢体活动。

当然，并不是所有衣物都是纯棉的，因此，部分外穿衣物可选择含涤纶或毛的优质混纺面料。

 注意款式应合理

宝宝好动，选择服装要有一定宽松量，不要把宝宝束缚在紧紧的衣服里，宝宝需要常常练习他新学习的动作，只有宽松的衣服才能让宝宝有大施拳脚的机会。又由于宝宝头较大，适宜选择肩开口、V领或开衫，容易穿脱，此外还要注意衣服的颈部、腋下、裆部缝制是否平整和牢固。

胎教第 **266** 天

拉梅兹呼吸法（一）

拉梅兹呼吸法指的是以胸式呼吸为基础的拉梅兹分娩法，顾名思义，就是可以帮助孕妈妈顺利分娩的一种方法。进入孕晚期后，孕妈妈可以在准爸爸的帮助下进行拉梅兹呼吸法的训练，效果会很好。

拉梅兹呼吸法根据分娩的流程分为四步，以下将逐一进行介绍。

 开始阵痛时

☞操作步骤

⊙当分娩的前兆——阵痛开始后，孕妈妈要先做一次深呼吸。

⊙接着以胸式呼吸为基础，呼气和吸气保持相同的频率，每分各进行 12 次左右即可。

☞注意事项

孕妈妈要学习随着子宫收缩就开始吸气、呼气，反复进行。

 宫口张开达到 6~8 厘米

☞操作步骤

⊙孕妈妈取仰卧位，双手自然平放于身体两侧，吸气、呼气频率相同。

⊙呼气和吸气要采用短促的胸式呼吸，频率最好控制在每隔 2 秒钟呼吸 1 次，即用鼻子吸气 1 秒钟，用嘴呼气 1 秒钟即可。

☞注意事项

孕妈妈要让自己的身体完全放松，同时眼睛注视着一个点不动。

胎教第 **267** 天

拉梅兹呼吸法（二）

 宫口全开

☞操作步骤

⊙孕妈妈将两腿张开，双手放在同侧膝窝下。

⊙深深吸口气然后憋住呼吸，模仿排便的动作往下用力协助胎宝宝娩出。

⊙过 15～20 秒钟后，在憋不住呼吸时用力呼气。

☞注意事项

这个时候的呼吸感觉就像在吹气球，产妈妈可以根据子宫收缩的程度适当调节呼吸的速度。

 胎头露出后

☞操作步骤

⊙当从阴道口可以看到胎头后，孕妈妈要立即停止腹部用力。

⊙接着改用张大口向外呼气，并进行快速的呼气，同时使身体放松。

☞注意事项

⊙此时，产妈妈的下巴要前缩，略抬头，完全放松骨盆肌肉。

⊙产妈妈要控制好呼吸的节奏。

胎教第 **268** 天

以积极的状态迎接分娩

营养胎教

妊娠综合征是孕晚期的常见并发症，主要是因为心脏等血液循环系统出了问题，为维持循环系统的正常活动，适当摄取镁非常重要。

妊娠过程中雌性激素分泌量会增加，镁的需要量也随之增加。所以，补镁不仅是为了预防综合征，也是妊娠中每天需要摄取的营养素。

镁在大豆中含量丰富，另外，在菠菜、豆芽、香蕉、草莓等中的含量也很高。

情绪胎教

☞导致孕妈妈害怕的因素

随着分娩日期日益临近，孕妈妈的心理负担会越来越重，害怕分娩时太疼；担心不能顺利生出小宝贝或做剖宫产；担心生出不正常的小宝贝；忧虑生了小宝贝后身材会变得很难看。因此，每天精神紧张，出现失眠。

☞缓解害怕的方法

⊙"看轻"分娩：在分娩前保持良好的心理状态十分重要，它关系到分娩时能否顺利，所以一定要去除这些紧张和恐惧情绪。不要把分娩当作一件恐怖的事。人的恐惧大多是缺乏科学知识胡思乱想而造成的。

要知道，分娩不仅是妊娠的生理终结，而且是一个新生事件——伴随着不安的、期待的体验。人的一生中几乎没有其他的事件能像分娩一样带有那么多秘密和各种各样的意义。如果孕妈妈带着这种认知去感受，适当"看轻"分娩，自然就轻松地面对它了。

⊙看与分娩有关的书籍：建议孕妈妈看一些关于分娩的书，了解了整个分娩过程后，就会以科学的态度面对分娩。

☞转移注意力

要学会将注意力和情绪转移到其他方面，而不是专注于分娩这一个话题上。像之前一样轻轻松松地过好孕期的最后几天，相信分娩没有想的那么难熬。

TAIJIAO MEI RI YE

胎教第 **269** 天

为胎宝宝的出生做足准备

 营养胎教

由于主食中的糖类可以转化为葡萄糖，并且直接给人体提供热量，所以许多孕妈妈都会选择"戒"主食来控制热量摄入，以达到限制体重增长的目的。

事实上，主食的摄入可以使人产生饱腹感，在一定程度上可以起到节制饮食的作用。即使是要限制体重，减少摄入的也应该是高热量食品而非主食。停止摄入主食，完全靠蛋白质和蔬菜来提供能量，很容易导致血糖偏低，脑的能量供应不足，感到疲倦，所以孕妈妈不能减少主食的摄入量。

 对话胎教

宝宝就要出生了，提前和推后的时间如果不是很长，都属于正常范围，所以，孕妈妈要抓紧时间来为宝宝介绍家庭成员，让宝宝感受一下大家庭的温暖。

孕妈妈可以一边轻轻抚摩肚子里的宝宝，一边对他说："我可爱的宝宝！妈妈给你介绍一下我们这个和睦幸福的大家庭成员，有慈祥的爷爷、奶奶——他们是爸爸的爸爸妈妈，和蔼的姥姥、姥爷——他们是妈妈的爸爸妈妈，还有最热切盼望你到来的爸爸和我。"

孕妈妈可以稍微停顿一下，接着对胎宝宝说，"总之，我们大家都在等待宝宝你的到来，你很幸福，有这么多人爱着你，关心着你，希望你健康快乐地来到我们中间！"除此之外，孕妈妈还可以根据不同情况，把每个人介绍得再具体些，可以包括职业、性格、外貌等，让胎宝宝更进一步了解家庭成员。

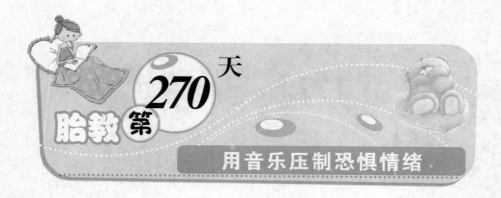

胎教 第 **270** 天

用音乐压制恐惧情绪

音乐胎教

相关研究显示，孕晚期的胎教音乐，应选择感情丰富、舒缓、充满希望的音乐，以舒缓孕妈妈的紧张情绪，减少焦躁和不安的负面情绪，帮助孕妈妈做好迎接天使降生的准备。而巴赫所作的《D大调第三管弦乐组曲》则充满生活的情调，适合用作音乐胎教。

这组曲由5个乐章组成。第1乐章序曲，气势庄严、雄壮；第2乐章咏叹调，旋律质朴，富于歌唱性，带有巴洛克后期的夜曲风格；第3乐章《加沃特舞曲》和第4乐章《布列舞曲》都表现出一种活泼愉快的情绪；第5乐章吉格舞曲，是一首以双簧管和小提琴演奏为主的华丽舞曲。

这首组曲由2支双簧管演奏，其中第2乐章咏叹调只由弦乐队演奏。后来这个咏叹调被人改编成多种乐器的独奏曲，其中"德国"小提琴家威廉密1871年改编的小提琴曲最为著名。由于他将原曲的D大调改为C大调，使乐曲的主旋律能够完全在小提琴的G弦上演奏，因此被称作《G弦上的咏叹调》。

《G弦上的咏叹调》全曲分2个部分，第1部分是6小节的乐段，这段曲调质朴而深情，音乐从极弱而慢慢渐强的长音开始，抒发着深思的心绪，而伴奏声部弦乐器的拨奏，更衬托出这种情感。

第2部分共12小节，情绪起伏较前一部分更加显著，在哀怨缠绵的情调中流露出激情。这也是一首典型的巴洛克后期的音乐作品。在乐曲中，抒发了作者的各种感情。孕妈妈在听这首乐曲时，主要以感受音乐艺术的立体感及丰富的想象力，美好优雅浪漫的意境。

胎教第 **271** 天

当好孕妈妈的后备力量

 情绪胎教

随着预产期的临近，孕妈妈焦急的情绪越来越不能控制，急切地盼望胎宝宝早日降生。越是临近预产期，这种心理越是强烈。有的孕妈妈甚至会变得急不可待了。

其实，这种心情可以理解，但不可取。孕妈妈这种急躁的心理会影响胎宝宝的心智发育。孕妈妈越着急，心情越不好，胎宝宝越不得安宁。孕妈妈要明白，十月怀胎，一朝分娩，分娩到时候自会降临，所以，不必为最后的几天太过着急。

准爸爸此时应该藏起自己急切的心情，做好孕妈妈的工作，陪孕妈妈愉快地度过分娩前的时光。分娩前，孕妈妈行动不便，准爸爸对孕妈妈要多加照料，体贴入微。每日与孕妈妈共同完成胎教的内容，这可能是胎教的最后一课，也是很重要的一课，夫妻一定要把胎教坚持到底。

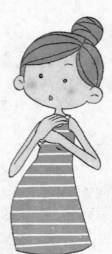

胎教第 **272** 天

做好待产准备工作

到了本阶段，宝宝马上就要出生了，你的待产包准备好了吗？准备待产包宜早不宜晚，最好在今天就把待产包准备好。

这样可以仔细整理需要的物品，又不会因出现突发状况临时入院而手忙脚乱。下面就为孕妈妈们列出一个最实用的待产包清单。

 宝宝用品

婴儿奶粉1罐，奶瓶、小勺各1个，婴儿衣服1套，围兜或手口巾2个，手套、脚套各1副，消毒器1套，纸尿裤1包，湿纸巾1包，小纱巾2条，护臀霜1支，婴儿包巾1条。

 妈妈用品

开襟外套1件，出院衣服1套，哺乳式文胸2~3个，束腹内裤2~3条，束腹带1个，防溢乳垫1盒，产妇卫生巾1包，毛巾2条，水盆2个，牙刷、牙膏、漱口水各1个，护肤品1套，小镜子1面，卫生纸、餐巾纸、湿纸巾若干，带吸管的杯子1个，一次性杯子若干，可加热的饭盒、筷子、调羹2副，吸奶器1个，营养品适量。

 其他用品

入院证件、照相机、手机、MP3、银行卡、现金、笔记本、笔。

胎教第 **273** 天

住院前，有条不紊地处理自己的事物

 检查行李

前往医院前，孕妈妈要确认母子健康手册、保健卡、诊察卡、身份证等住院必备的各种证件及减轻疼痛的用品是否已准备齐全，并已放入行李袋中。

 摘下隐形眼镜

生产的时间较长，有的孕妈妈一整晚都在待产室度过，或因某种情况的变化不得不采取剖宫产。因此，戴隐形眼镜的孕妈妈还是摘了为好，以免对生产造成不良影响。

 卸妆

到了医院后，医生或护理人员要对孕妈妈进行问诊，然后进行一系列的安排，可能就没有卸妆的时间。因此，在前往医院前就应该卸好妆，以免到了医院后耽误时间。

 沐浴

前往医院前，孕妈妈应彻底清洗身体，以保持清洁，这对减轻疼痛或放松非常有益。如果有破水的情况发生，应避免洗澡，最好保持安静，以免羊水流出。

 放松

前往医院以前，孕妈妈应确定已经掌握分娩呼吸法，并在家中重复练习几次，以免到了医院后因紧张而忘记呼吸节奏。

 确认门窗已经锁好

出门前，要记得关闭电源、门窗，确认已经携带好钥匙，别忘了防火或防盗。

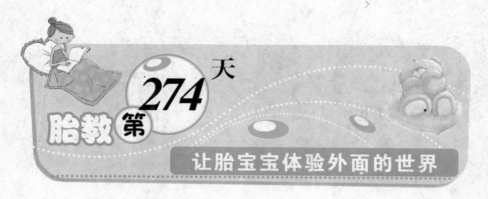

胎教第 **274** 天

让胎宝宝体验外面的世界

孕10月，是怀孕的最后一个月，或许明天胎宝宝就会出生，孕妈妈赶紧抓紧时间和胎宝宝聊聊天吧。

孕妈妈和胎宝宝说说话

今天，孕妈妈可以结合现在的实际情况，扩大对话的内容和对话的范围，和胎宝宝聊聊即将见面这个话题。孕妈妈可以把最近这个月的想法告诉胎宝宝，和他说，你在最后这个月是怀着怎样的心情和他对话的，你对他有什么期待，最重要的是，告诉胎宝宝在分娩的时候和你一起努力，健健康康地出生。

准爸爸也来和胎宝宝沟通

准爸爸也要主动和胎宝宝进行沟通，可以告诉胎宝宝："爸爸亲爱的小宝贝，过几天你就要从妈妈身体里出来了，爸爸盼望这一天已经盼了很长时间了，你一定很想和爸爸见面了，对不对？"这样可有效促进父子心灵的沟通和情感的建立。相信，通过与孕妈妈和准爸爸的沟通，一家三口之间的感情会更牢固。

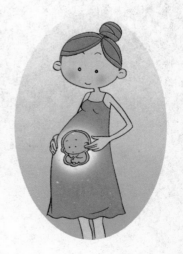

胎教第275天

根据产程，选择食物

 营养胎教

对于产妈妈来说，分娩是一项极其耗费精力和体力的活动。因此，分娩前期的饮食很重要。如果在产程中饮食安排得当，除了可以补充营养外，还能增加产力，缩短产程的时间，帮助产妈妈顺利分娩。所以，此时准爸爸和其他家人就要认真地考虑为孕妈妈准备分娩食物了，以最大限度地帮助产妈妈顺利分娩。下面根据产程的不同，介绍了适合产妈妈食用的不同的食物。

☞第一产程

一般来说，第一产程需要的时间比较长，产妈妈的睡眠、休息、饮食质量都会受到阵痛影响，此时给孕妈妈食用半流质或软烂的食物是最好的。由此，家人可以为产妈妈准备鸡蛋面、面包、蛋糕等食物。

☞第二产程

由于快进入第二产程时，子宫收缩频繁，导致产妈妈疼痛加剧，能量的消耗也随之增加，产妈妈就需要在宫缩间歇进食一些流质食物，如果汁、藕粉等，以帮助产妈妈补充体力，帮助胎宝宝顺利娩出。

☞选择分娩食物的注意事项

选择分娩食物的标准是能被够快速消化、吸收，能快速为产妈妈补充体力，以高糖或淀粉类食物为首选。同时，不要选择油腻、蛋白质过多、不易消化的食物。

胎教第**276**天

保证体力充分休息

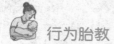 行为胎教

宝宝的出生可能就在这几天。完全正常分娩需要多方面的因素配合，其中也包括产妇的体力，所以孕妈妈在产前抓住机会能睡便睡，以保存体力。许多孕妈妈在临产前就坐卧不宁、吃不下、喝不下，其实是没必要的。初产妇的分娩过程大多要在 12 小时以上，这个过程需要消耗大量的体力。如果没有充足的睡眠作为保障，就会大大影响正常分娩。

因此；临产时孕妈妈不要急躁不安，要好好休息，保证产前的充足睡眠，顺其自然，以一颗平常心去迎接分娩。

胎教第277天

做个沉着冷静合格的孕妈妈

 根据分娩信号从容应对

孕妈妈如果发现宫缩得厉害和破水等分娩前兆时不要惊慌，立刻卧床或及时去医院即可。如果只是出现阵痛和见红不必急于上医院，可以从容地准备东西。另外，因为一旦入院，最少也要有一周不能洗澡，所以最好在家洗个澡。

 补充体力

孕妈妈去医院前尽可能多吃些易消化，能补充能量的食物，如巧克力。不要因为阵痛很强烈就不吃东西。因为分娩的过程耗费体力非常大，孕妈妈必须保有足够的体力。

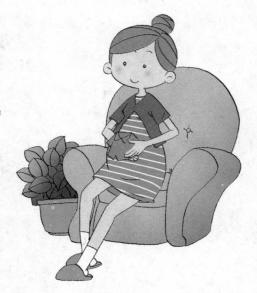

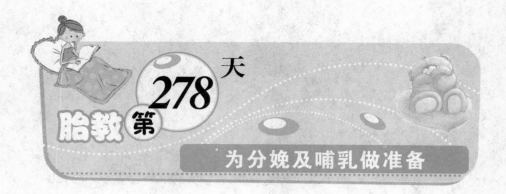

胎教 第 **278** 天

为分娩及哺乳做准备

鲤鱼

鲤鱼有健脾开胃、利尿消肿、止咳平喘、安胎通乳、清热解毒等功能。到了最后一周，孕妈妈面临分娩，心理多少会有些压力，由此引发食欲不振，食量降低。

此时，准爸爸可为孕妈妈煮碗鲤鱼汤，能有效改善食欲不振的状况。另外，孕妈妈常喝鲤鱼汤，还能刺激乳汁分泌。

鲫鱼

鲫鱼有益气健脾、利水消肿、清热解毒、通络下乳等功能。此时，孕妈妈就要为哺乳做好准备，可适当喝些鲫鱼汤，对促进乳汁分泌非常有益。

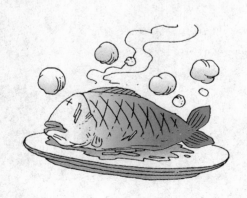

胎教第 **279** 天

镇定一些对胎宝宝有好处

 情绪胎教

　　过期妊娠是指妊娠期已达或超过42周。导致过期妊娠的原因很多，主要有雌激素水平过低、胎盘硫酸酯酶缺乏、头盆不称、遗传等。

　　过期妊娠的危害很多，由于胎盘老化，胎宝宝生长受限的发生概率远远高于正常妊娠期内分娩的胎宝宝。专家指出，过期妊娠出生的新生儿体重比其他新生儿低，而且生长缓慢，发病率和死亡率也明显高于正常新生儿。在过期妊娠中，如果胎盘没有老化，则不会影响胎宝宝生长，但却会导致胎宝宝巨大。而巨大儿发生难产、产伤及产时并发症的概率比正常妊娠者要高许多。

　　孕妈妈一旦过期妊娠，就要及时住院。在医院，医生可以复核预产期，评估胎宝宝大小及生长发育情况，明确有无胎宝宝宫内缺氧、巨大儿及羊水过少，并进行胎宝宝监护。

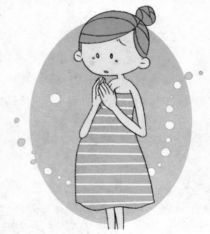

胎教第 **280** 天

迎接你的宝宝，迎接你的新生活

今天，大多数孕妈妈都已经在医院待产了，不知您现在的心情如何，是万般焦急？是痛苦难耐？还是疼痛中夹杂着幸福与喜悦呢？相信每位孕妈妈的心情都不尽相同，也只有您自己才能将复杂的心绪理清，但不管您的心情如何，一定要将它书写在本书的最后一页，这一页同前面一样，为您留下了一片静谧的书写空间，只待您将这整个孕期的美妙孕事补齐，完成胎教的最后一课。待您的宝贝出生乃至长大后，本书将成为宝宝成人礼上一份最珍贵的礼物。

很荣幸本书能伴随孕妈妈走完整个孕程，衷心地祝福每一位孕妈妈，都能平安、顺利地娩出健康宝宝，也衷心祝愿每个呱呱落地的小生命，都能迎来精彩的人生！

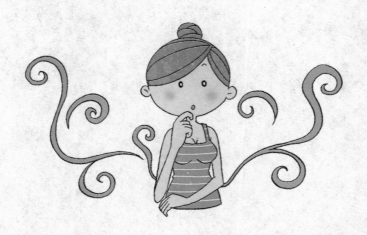